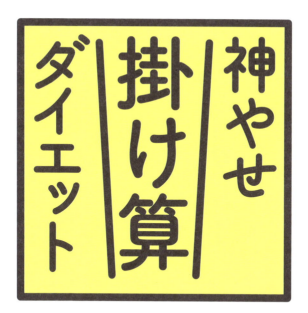

神やせ掛け算ダイエット

5kgやせて**10**歳 時を巻き戻す食事術

石本哲郎

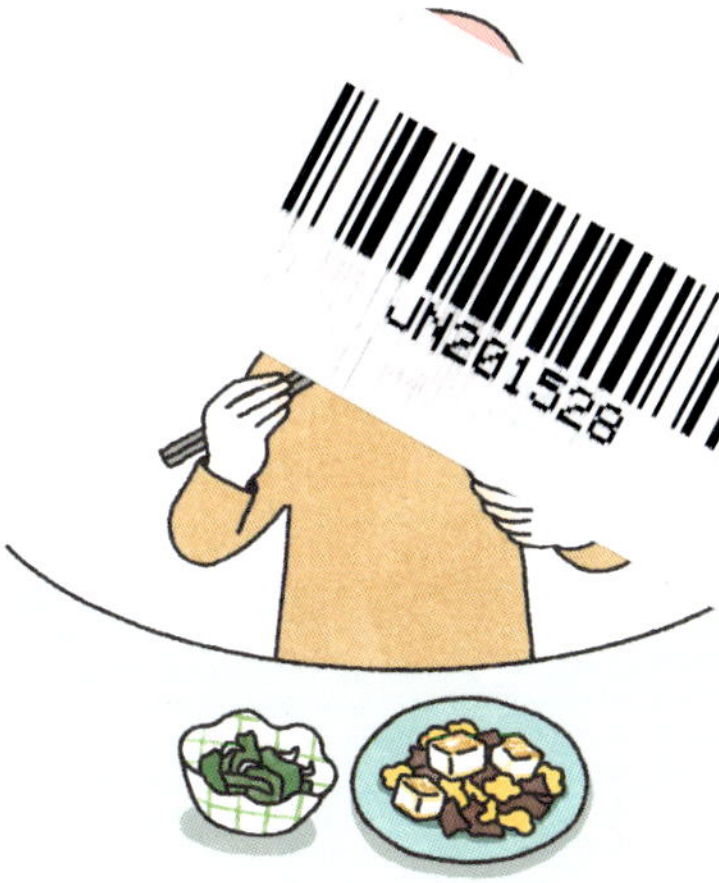

KADOKAWA

はじめに

こんにちは。
パーソナルトレーナーの
石本哲郎です。

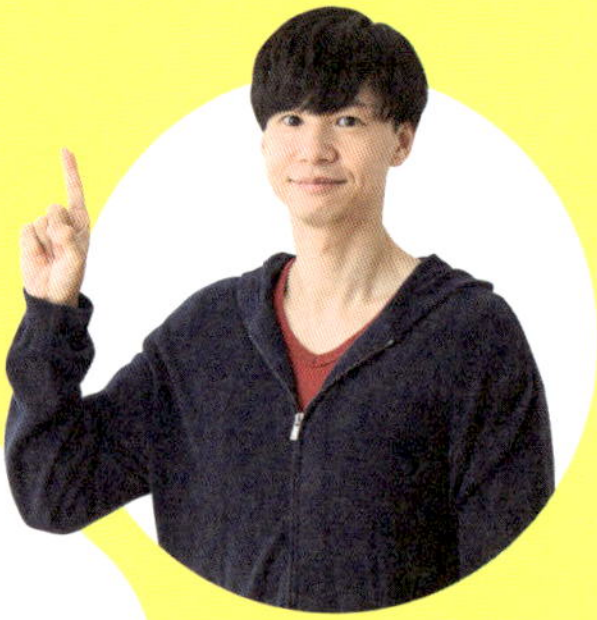

これまでたくさんの女性たちの
悩みに寄り添い、
ダイエットやボディメイクの
指導をしてきました。
その中で、最近多いのが……

年齢を重ねてきて代謝が落ちたせいか、
以前と食べる量は変わっていないのに

太りやすくなった

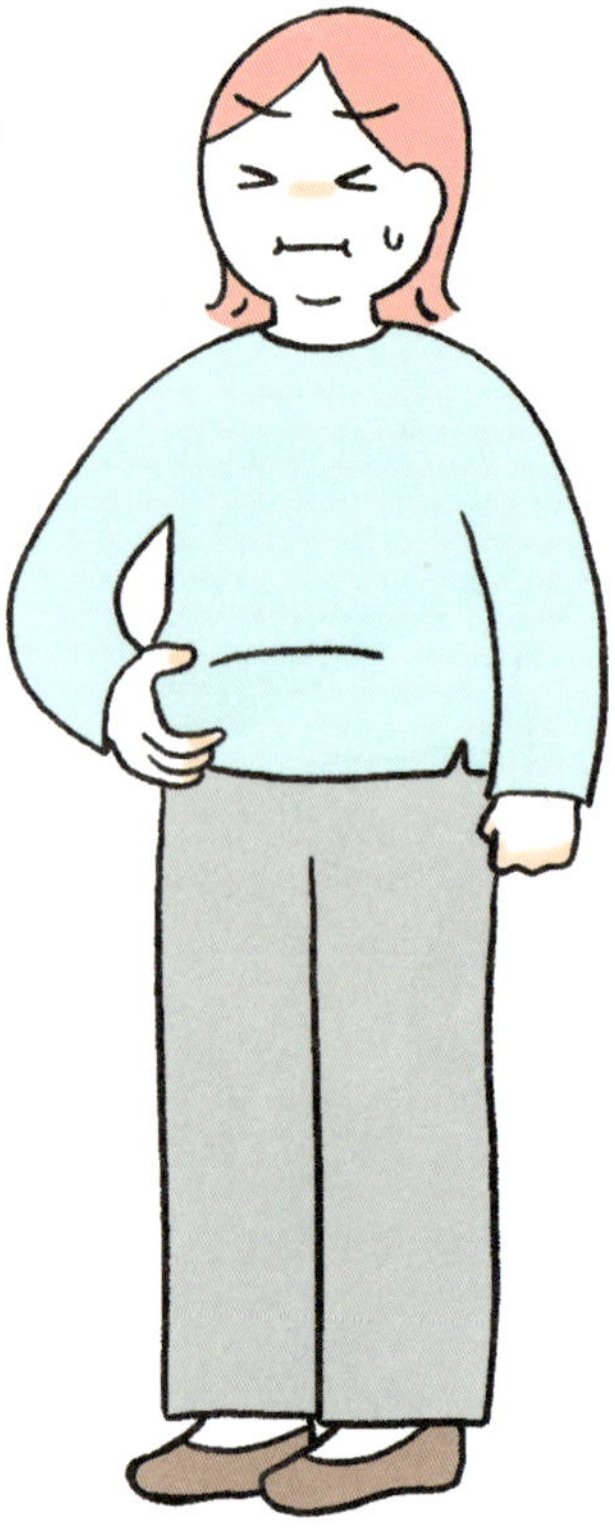

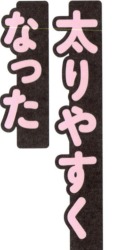

食事制限をしてみたら、
体重は落ちたけれど、
肌のハリがなくなり、頬もこけて、

老けた
気がする……

といった声です。
ダイエットで体重を落とすことは
美しく健康な体になるために
重要な要素のひとつです。

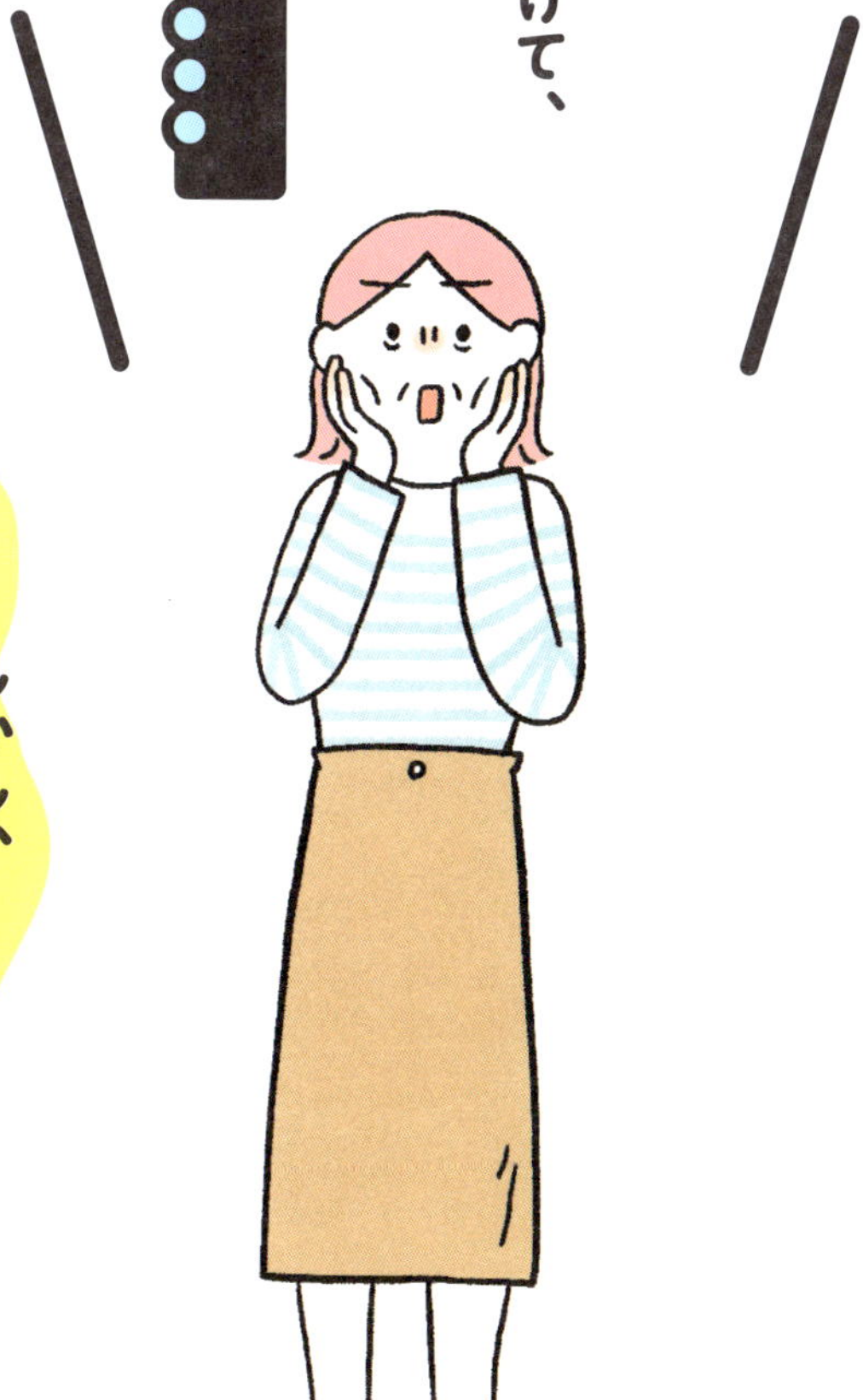

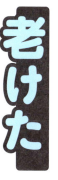

しかし、
食事内容が整っていなかったり
極端な激しい運動で
やせようとしたりすると、
特に30代を過ぎた女性の場合、
一気に老け感が襲ってくることも……。

そこで、ダイエットと
栄養学の専門家である僕が、
運動は一切なし、
食事だけで
やせることと
若返りが同時に叶う

新発想の
超効率
ダイエット法

を考案しました。

ゆるプランは手軽にチャレンジできる！

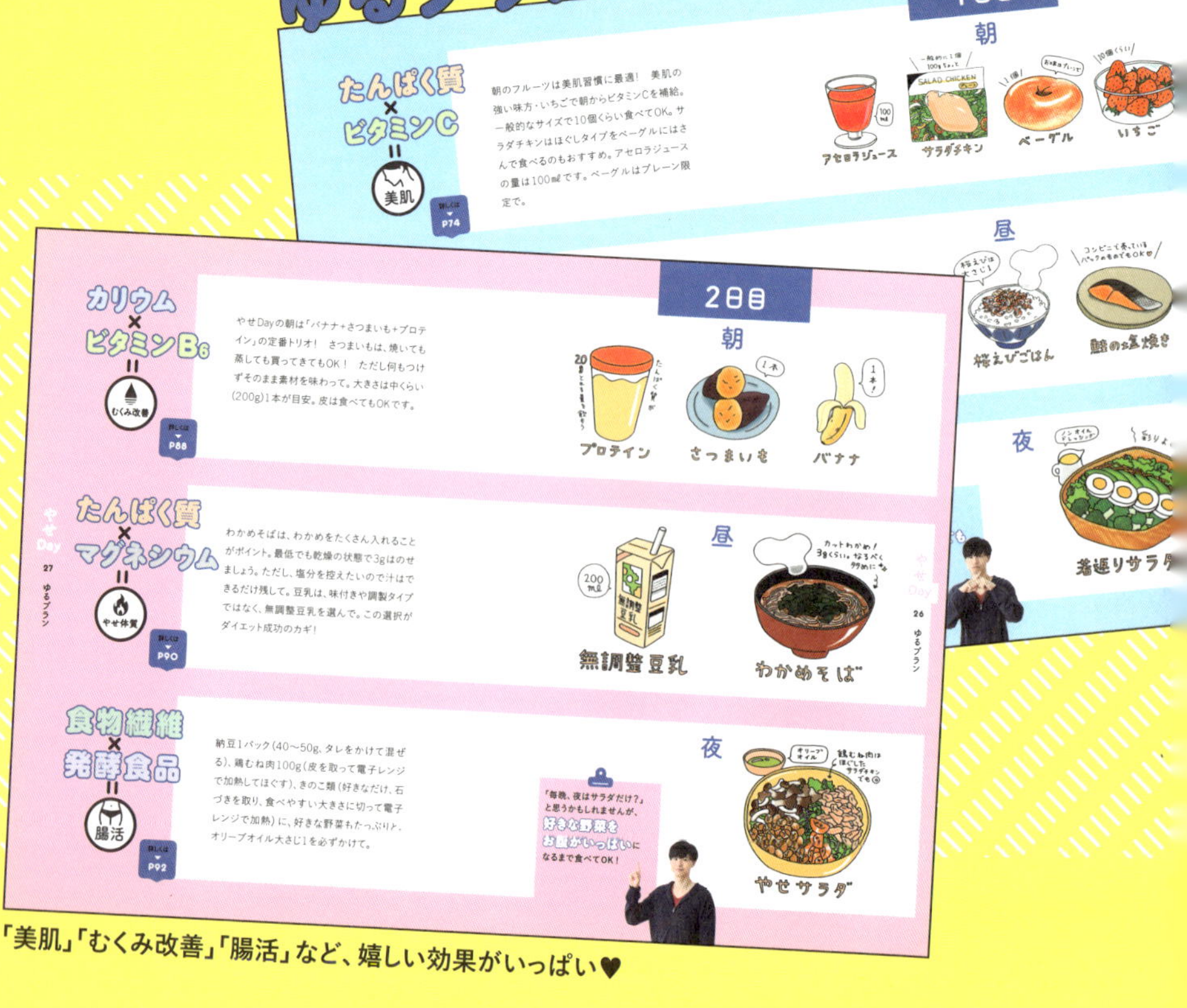
1日目
朝
たんぱく質×ビタミンC＝美肌
詳しくは P74
朝のフルーツは美肌習慣に最適！　美肌の強い味方・いちごで朝からビタミンCを補給。一般的なサイズで10個くらい食べてOK。サラダチキンはほぐしタイプをベーグルにはさんで食べるのもおすすめ。アセロラジュースの量は100㎖です。ベーグルはプレーン限定で。

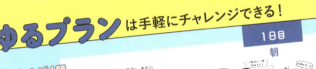

26 ゆるプラン

2日目
朝
カリウム×ビタミンB_6＝むくみ改善
詳しくは P88
やせDayの朝は「バナナ+さつまいも+プロテイン」の定番トリオ！　さつまいもは、焼いても蒸しても買ってきてもOK！　ただし何もつけずそのまま素材を味わって。大きさは中くらい(200g)1本が目安。皮は食べてもOKです。

昼
たんぱく質×マグネシウム＝やせ体質
詳しくは P90
わかめそばは、わかめをたくさん入れることがポイント。最低でも乾燥の状態で3gはのせましょう。ただし、塩分を控えたいので汁はできるだけ残して。豆乳は、味付きや調製タイプではなく、無調整豆乳を選んで。この選択がダイエット成功のカギ！

夜
食物繊維×発酵食品＝腸活
詳しくは P92
納豆1パック(40〜50g、タレをかけて混ぜる)、鶏むね肉100g(皮を取って電子レンジで加熱してほぐす)、きのこ類(好きなだけ、石づきを取り、食べやすい大きさに切って電子レンジで加熱)に、好きな野菜もたっぷりと、オリーブオイル大さじ1を必ずかけて。
「毎晩、夜はサラダだけ？」と思うかもしれませんが、好きな野菜をお腹がいっぱいになるまで食べてOK！

やせDay 27 ゆるプラン

「美肌」「むくみ改善」「腸活」など、嬉しい効果がいっぱい♥

それが

神やせ掛け算ダイエットです。

ガチプランは自炊メニューで本気出す！

調味料や塩分までしっかりサポート!!

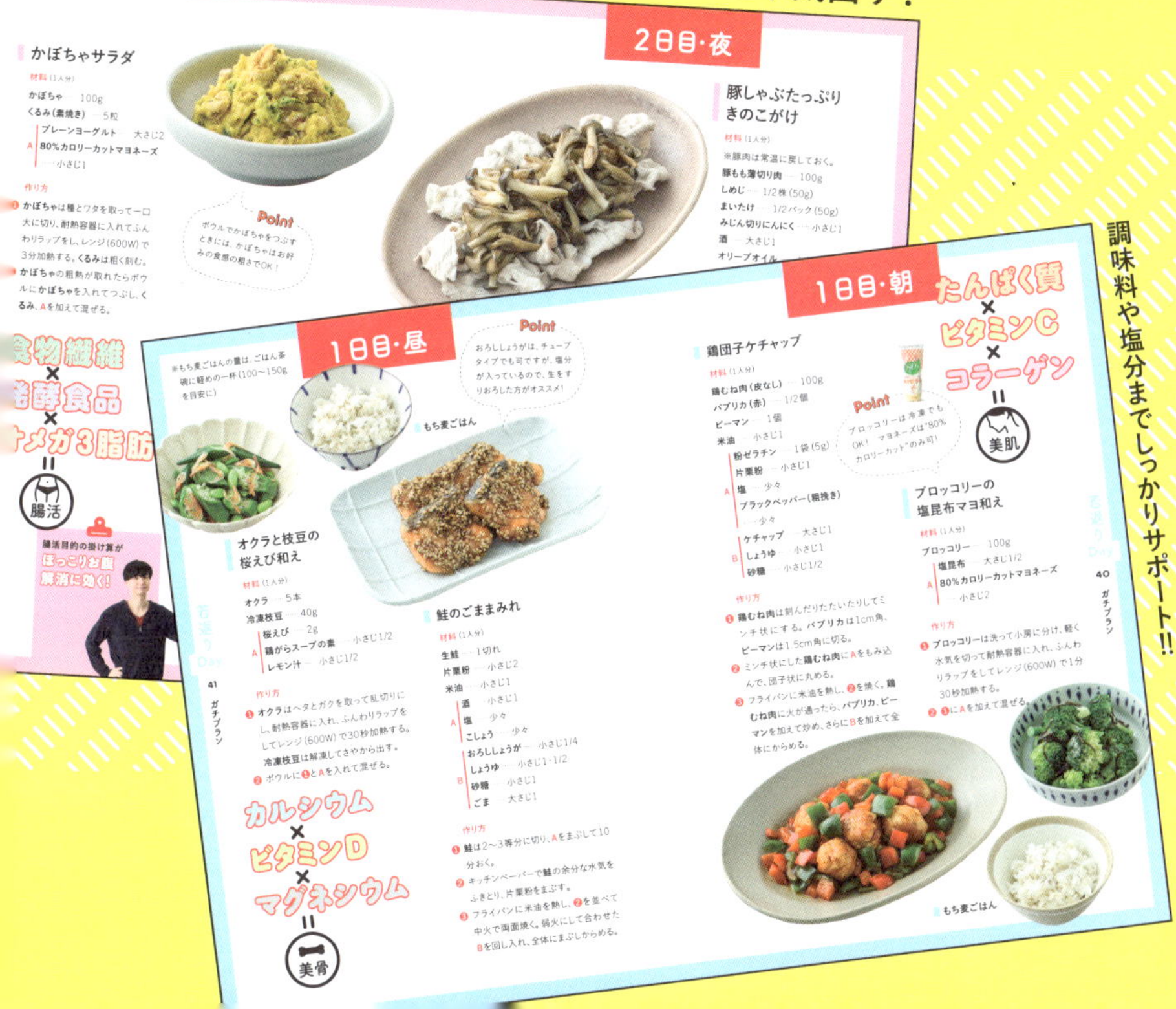

2日目・夜

かぼちゃサラダ

材料（1人分）
かぼちゃ……100g
くるみ（素焼き）……5粒
A プレーンヨーグルト……大さじ2
A 80%カロリーカットマヨネーズ……小さじ1

作り方
1. かぼちゃは種とワタを取って一口大に切り、耐熱容器に入れてふんわりラップをし、レンジ（600W）で3分加熱する。くるみは粗く刻む。
2. かぼちゃの粗熱が取れたらボウルにかぼちゃを入れてつぶし、くるみ、Aを加えて混ぜる。

Point ボウルでかぼちゃをつぶすときには、かぼちゃはお好みの食感の粗さでOK！

豚しゃぶたっぷりきのこがけ

材料（1人分）
※豚肉は常温に戻しておく。
豚もも薄切り肉……100g
しめじ……1/2株（50g）
まいたけ……1/2パック（50g）
みじん切りにんにく……小さじ1
酒……大さじ1
オリーブオイル……

食物繊維 × 発酵食品 × オメガ3脂肪 ＝ 腸活

腸活目的の掛け算がぽっこりお腹解消に効く！

1日目・昼

※もち麦ごはんの量は、ごはん茶碗に軽めの一杯（100〜150gを目安に）

もち麦ごはん

Point おろししょうがは、チューブタイプでも可ですが、塩分が入っているので、生をすりおろした方がオススメ！

オクラと枝豆の桜えび和え

材料（1人分）
オクラ……5本
冷凍枝豆……40g
A 桜えび……2g
A 鶏がらスープの素……小さじ1/2
A レモン汁……小さじ1/2

作り方
1. オクラはヘタとガクを取って乱切りにし、耐熱容器に入れ、ふんわりラップをしてレンジ（600W）で30秒加熱する。冷凍枝豆は解凍してさやから出す。
2. ボウルに1とAを入れて混ぜる。

鮭のごままみれ

材料（1人分）
生鮭……1切れ
片栗粉……小さじ2
米油……小さじ1
A 酒……小さじ1
A 塩……少々
A こしょう……少々
B おろししょうが……小さじ1/4
B しょうゆ……小さじ1・1/2
B 砂糖……小さじ1
B ごま……大さじ1

作り方
1. 鮭は2〜3等分に切り、Aをまぶして10分おく。
2. キッチンペーパーで鮭の余分な水気をふきとり、片栗粉をまぶす。
3. フライパンに米油を熱し、2を並べて中火で両面焼く。弱火にして合わせたBを回し入れ、全体にまぶしからめる。

カルシウム × ビタミンD × マグネシウム ＝ 美骨

41 ガチプラン

1日目・朝

たんぱく質 × ビタミンC × コラーゲン ＝ 美肌

鶏団子ケチャップ

材料（1人分）
鶏むね肉（皮なし）……100g
パプリカ（赤）……1/2個
ピーマン……1個
米油……小さじ1
A 粉ゼラチン……1袋（5g）
A 片栗粉……小さじ1
A 塩……少々
A ブラックペッパー（粗挽き）……少々
B ケチャップ……大さじ1
B しょうゆ……小さじ1
B 砂糖……小さじ1/2

作り方
1. 鶏むね肉は刻んだりたたいたりしてミンチ状にする。パプリカは1cm角、ピーマンは1.5cm角に切る。
2. ミンチ状にした鶏むね肉にAをもみ込んで、団子状に丸める。
3. フライパンに米油を熱し、2を焼く。鶏むね肉に火が通ったら、パプリカ、ピーマンを加えて炒め、さらにBを加えて全体にからめる。

Point ブロッコリーは冷凍でもOK！ マヨネーズは"80%カロリーカット"のみ可！

ブロッコリーの塩昆布マヨ和え

材料（1人分）
ブロッコリー……100g
A 塩昆布……大さじ1/2
A 80%カロリーカットマヨネーズ……小さじ2

作り方
1. ブロッコリーは洗って小房に分け、軽く水気を切って耐熱容器に入れ、ふんわりラップをしてレンジ（600W）で1分30秒加熱する。
2. 1にAを加えて混ぜる。

もち麦ごはん

40 ガチプラン

カギを握るのは

栄養素と

食材の組み合わせ！

すなわち

掛け算

なのです。

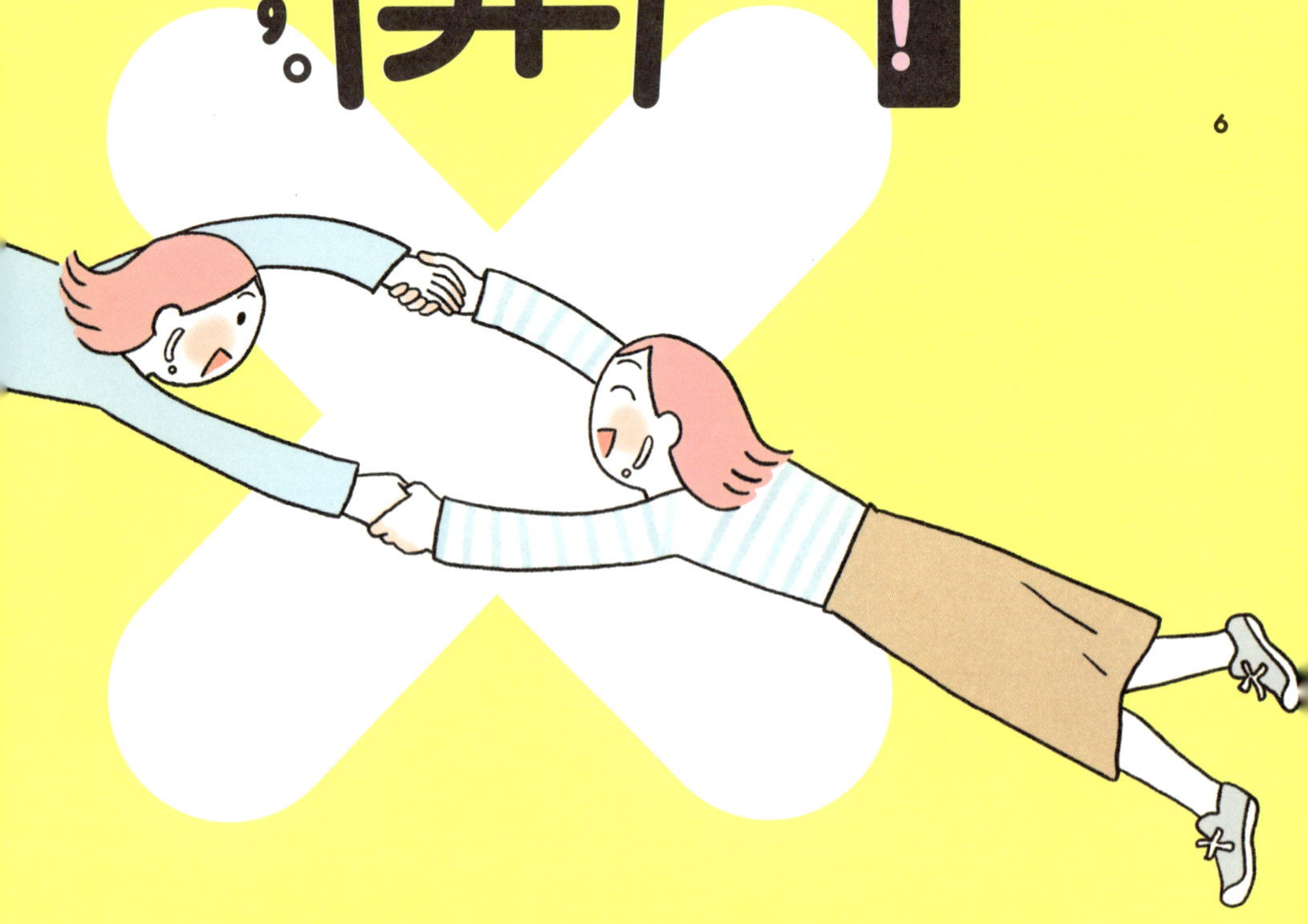

えっ？
掛け算って何だか難しそう……
私、栄養素に
あまり詳しくないし……
食べものの組み合わせって、
食材選びが大変なのでは？

そんな不安が
頭に浮かんだ人も
いるかもしれませんが、
安心してください!!

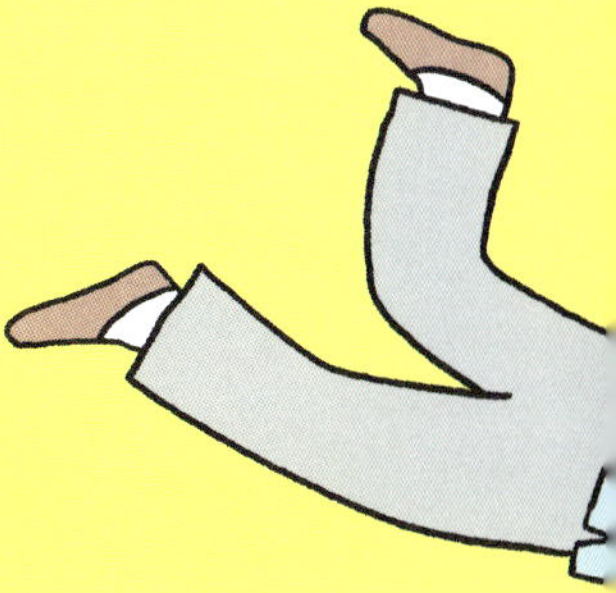

あなたがやることは、

この本の通りに
1日3食
しっかり食べるだけ。

たった7日間で
あなたの体脂肪が落ちて、
見た目も若返ります！

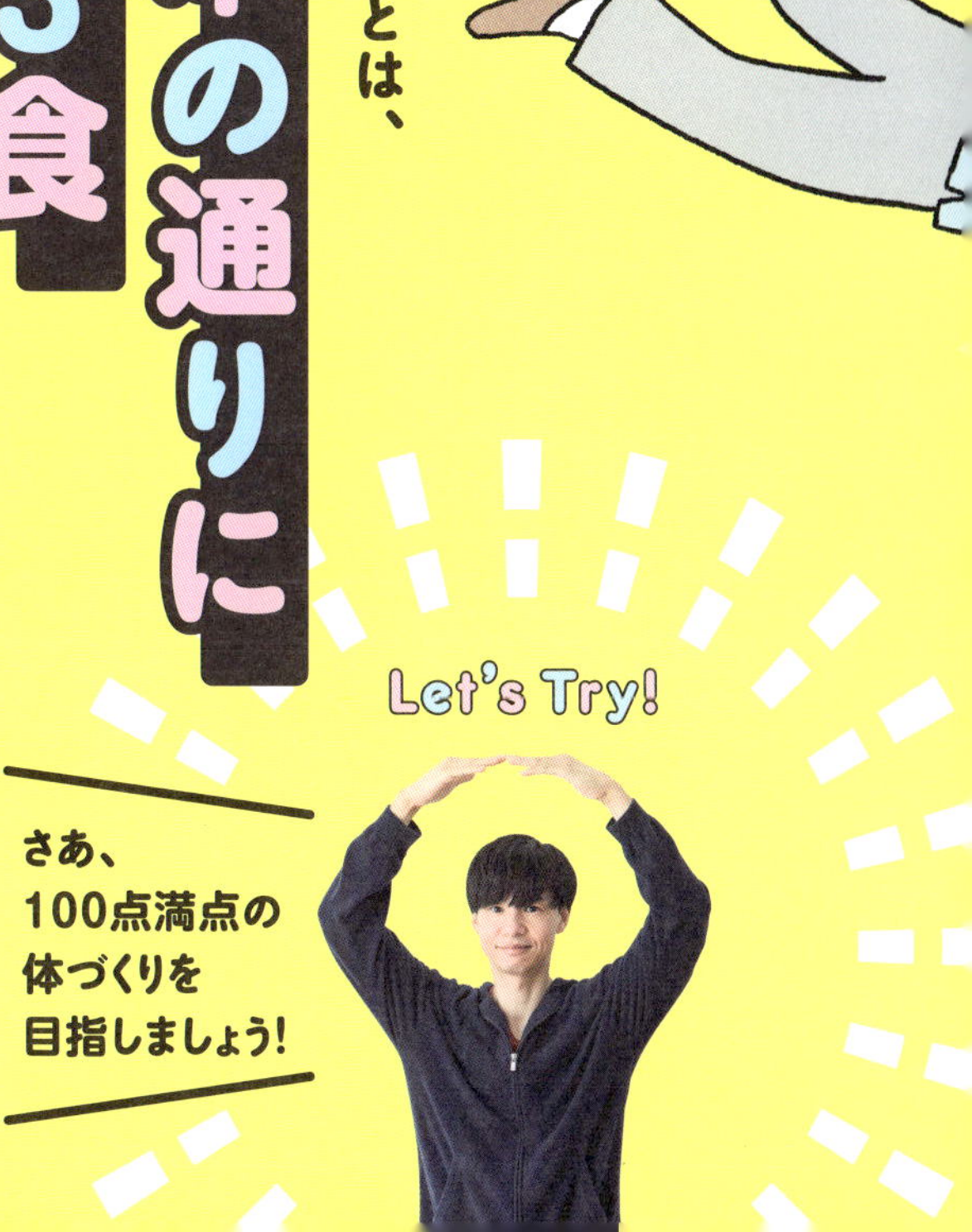
Let's Try!
さあ、
100点満点の
体づくりを
目指しましょう!

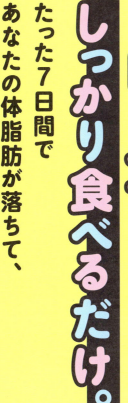

Contents

Part 1

本の通りに1日3食食べるだけ!

たった7日間で見た目も体も変わる!

実践!! 神やせ掛け算ダイエット

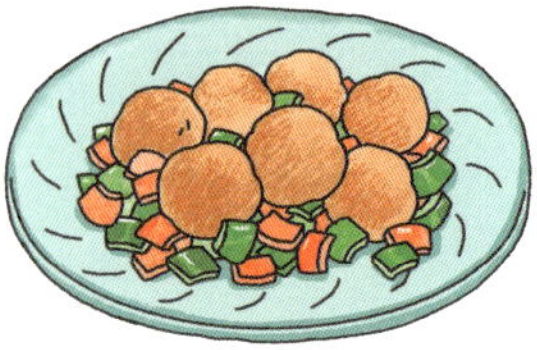

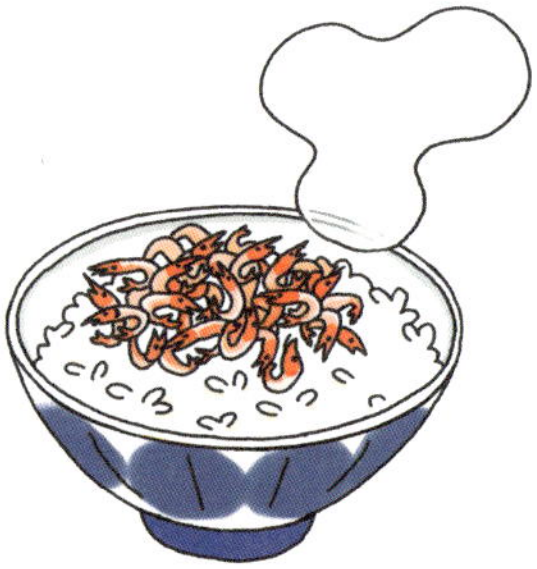

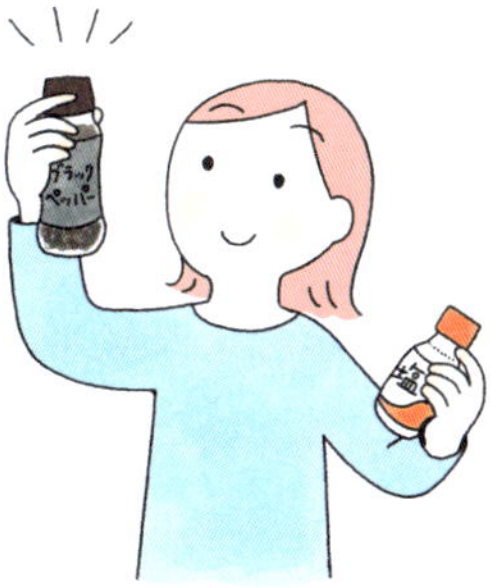

Part 2

掛け算の効果と
献立の狙いをタネ明かし！

神やせ掛け算ダイエットで若返ってやせる秘密

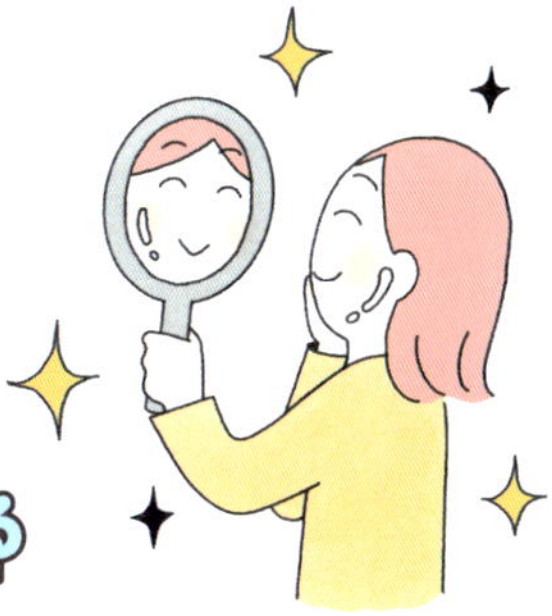

若返り効果の秘密

やせ効果の秘密

やせ効果の秘密

掛け算ダイエットの秘密

Staff

ブックデザイン： 木村由香利（986design）
イラスト： てらいまき
撮影＆スタイリング： さくらいしょうこ
撮影協力： 磯村優貴恵
レシピ考案： 朝倉知世（女性専門パーソナルジムリメイク／管理栄養士）
DTP： ニッタプリントサービス
校正： 文字工房燦光
編集協力： 加曽利智子
編集担当： 今野晃子（KADOKAWA）

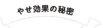

Part 1

本の通りに1日3食
食べるだけ!

たった7日間で
見た目も体も変わる!

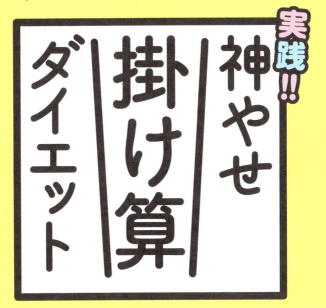

実践!! 神やせ掛け算ダイエット

「掛け算って何？　難しいのかな」といった心配は必要なし！
何をどのように食べればいいのか、7日間の献立を紹介します。
「ゆるプラン」か「ガチプラン」を選んだら、
あとは本を見ながら、その通りのメニューを食べるだけ。
7日後の変化を楽しみにさっそく始めましょう！

神やせ掛け算ダイエットとは？

栄養素や食材の組み合わせで、まるで

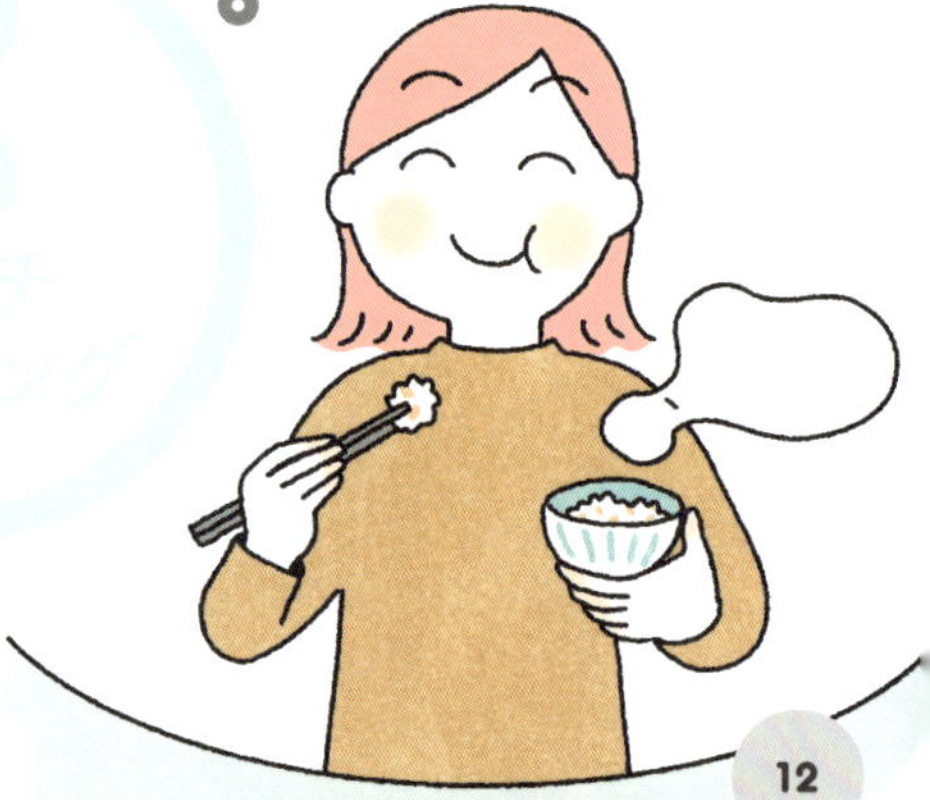

ここがポイント！

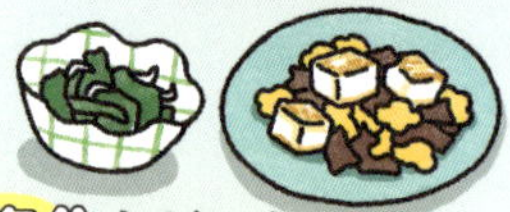

①3大栄養素だけでなく5大栄養素や塩分などにも考慮して、栄養素の掛け算効果を実現！

ビタミン、ミネラルを加えた5大栄養素、さらに抗酸化物質なども含めて、最大限に相乗効果が出る食べ物の組み合わせを抽出。塩分まで計算しているので短期間で体が変わります。

②ダイエットのプロが考えた7日間の献立で若返りとやせを同時に実現！

「若返りDay」と「やせDay」のメニューを交互に実践。1日ごとに「若返り効果」または「やせ効果」に特化した食事をすることで、たった7日間で、やせるだけでなく若々しさも取り戻せます。

スタート前に掛け算の秘密を知りたい人は、P69からのPART2へ！

掛け算のように
効果が
爆上がりして
たった7日間で
若返り＆
やせが叶う
ダイエット法です。

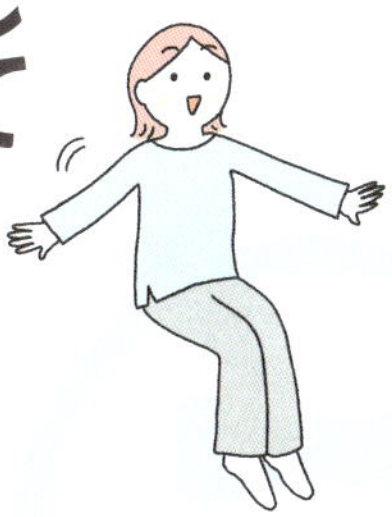

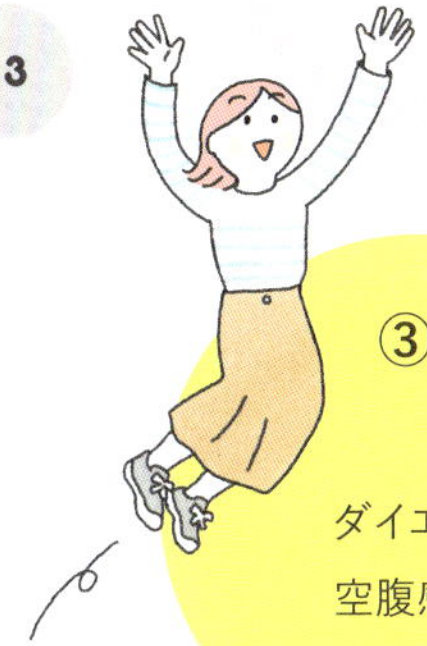

③糖質も脂質も適宜とる満足感のある食事で挫折せずに続けられる！

ダイエットの食事は、糖質や脂質を徹底的に制限するケースが多く、空腹感などで挫折しがち。ここでは、糖質も脂質も適切な量を効果的なタイミングでとるので、無理なく7日間完走できます。

④つらい運動も面倒なカロリー計算も一切なし！

ダイエットには運動も大切ですが、食事はその10倍大事！　今回は、栄養素の掛け算効果に加え、やせるために適切なカロリーをすべて計算した献立を紹介。アナタは本を見てマネして食べるだけ！

神やせ掛け算ダイエットには **ゆるプラン** と **ガチプラン** があります!!

ゆるプランとは?

詳しくは
▼
P22〜

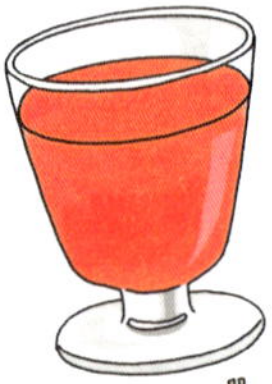

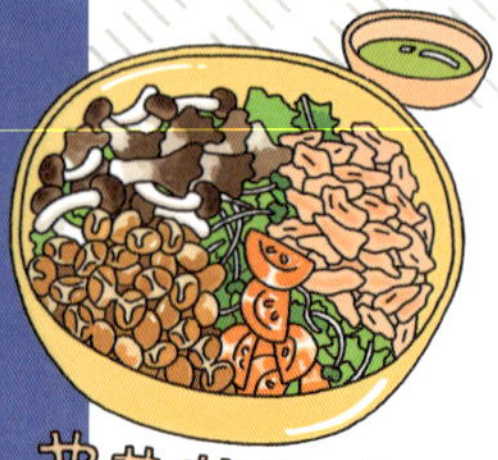

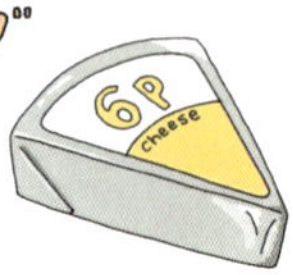

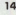

つらいことも面倒なこともやりたくない!

ゆる〜くやせて若返りたい人向けです

「ゆるプラン」は、「てっとり早く7日間で見た目を変えたい」、「仕事や家事などが忙しいので気軽に取り組めるダイエットを求めている」という人におすすめのプランです。

やることが多いダイエットが苦手、今まで挫折を繰り返してきた……という人は、まずはこのプランから始めてみましょう。

最初の7日間を完走できたら、さらにやせ&若返り効果を強化した「ガチプラン」へとステップアップするのもおすすめ。

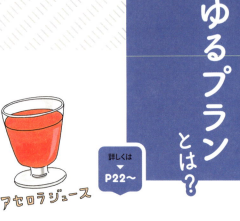

ゆるプランに登場する 栄養素や食材の組み合わせ＝掛け算

やせDayの掛け算

カリウム×ビタミンB_6

むくみ改善

カリウムとビタミンB6の組み合わせの主な狙いは、水分の代謝をよくして「むくみ改善」すること。カリウムもビタミンB6も豊富なバナナやさつまいもを中心にとっていきます。

たんぱく質×マグネシウム

やせ体質

たんぱく質とマグネシウムの組み合わせの主な狙いは、代謝を底上げした「やせ体質」づくり。たんぱく質は、そばや無調整豆乳、マグネシウムはわかめやあおさなどでとっていきます。

食物繊維×発酵食品

腸活

食物繊維と発酵食品の組み合わせの主な狙いは、腸内環境を整えてぽっこりお腹を解消するための「腸活」。食物繊維は野菜やきのこ、発酵食品は納豆などでとっていきます。

若返りDayの掛け算

たんぱく質×ビタミンC

美肌

たんぱく質とビタミンCの組み合わせの主な狙いは、ハリのある「美肌」。たんぱく質はサラダチキン、ビタミンCはフルーツやアセロラジュースでとっていきます。

カルシウム×ビタミンD

美骨

カルシウムとビタミンDの組み合わせの主な狙いは、丈夫で元気な骨づくり、つまり「美骨」。カルシウムは桜えびやチーズ、ビタミンDは鮭の塩焼きなどでとっていきます。

ビタミンA×ビタミンE

アンチエイジング

ビタミンAとビタミンEの組み合わせの主な狙いは、錆びない体づくり「アンチエイジング」。ビタミンAはにんじん、ビタミンEはアボカドや卵などを中心にとっていきます。

メニューの特徴

＼買って並べて食べるだけ！／

忙しい人も料理が苦手な人もすぐにはじめられる!!

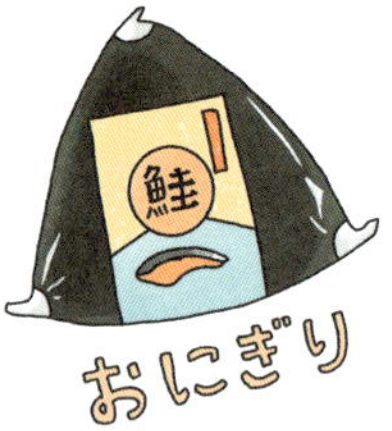

1 コンビニで手に入る食材メイン

忙しい朝は、パン類、フルーツなど調理するものはなし。昼も、おにぎり、鮭の塩焼きなどコンビニで揃うものがメイン。夜の効果別サラダも基本は食材を買って切って盛るだけ。自炊をする時間がない人、料理が苦手な人でもすぐに取り組めます。

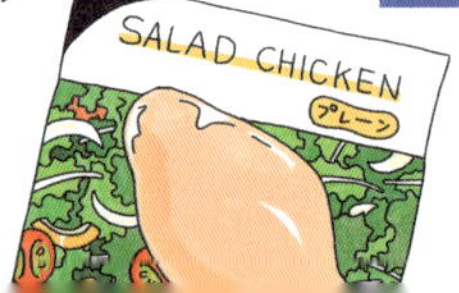

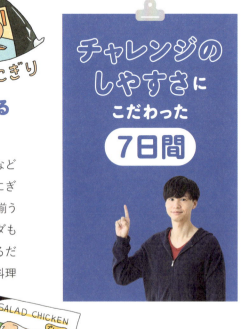

チャレンジのしやすさにこだわった7日間

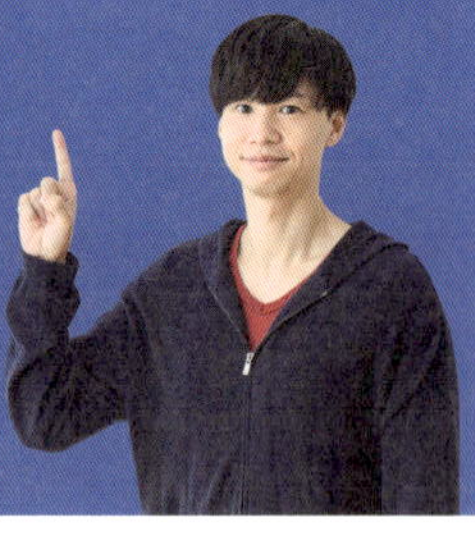

「ゆるプラン」のメニューは、品数が少なくとてもシンプル。どれも、コンビニなどで簡単に手に入り、買って、開けて、並べるだけですぐに食べられるものばかり。シンプルですが、飽きずに取り組めるように、パンやごはんの種類は変えたりして工夫しています。

また、買い物に行く時間がなかなかとれない人は、まずは「ゆるプラン」の7日間の献立表（22〜23ページ）を見て、度々登場する食材をチェック！　それらをストックしておくと、スムーズに実践できます。

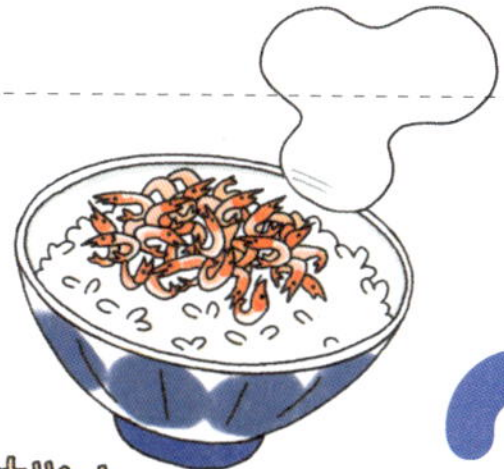

2

冷凍食品やパックごはんでOK！

手軽さや時短優先の「ゆるプラン」では、朝のフルーツや夜のサラダは生でも冷凍食品でも問題なし！　昼のごはんはパックごはんで、わかめそば、あおさ味噌汁もコンビニなどで売っているもので大丈夫。どこでもいつでも揃えられます。

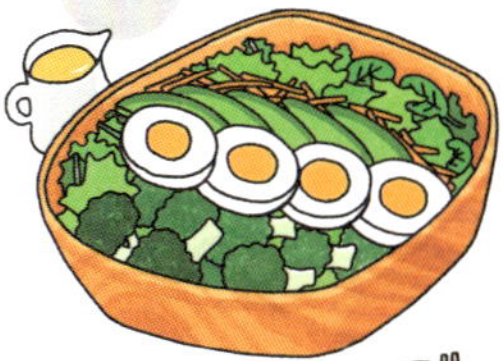

3

かさましサラダで空腹知らず！

ダイエット中、お腹がすいて眠れない……。そんな悩みを解消すべく、夜は連日、決まった食材にプラスして好きなだけ野菜を食べてOK。満腹感が得られるのでぐっすり眠れて、次の日からのダイエットもがんばることができます。

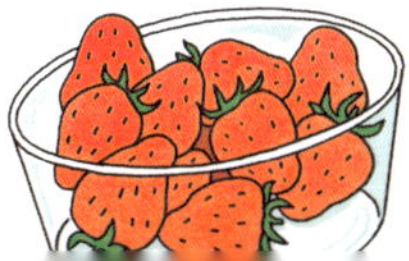

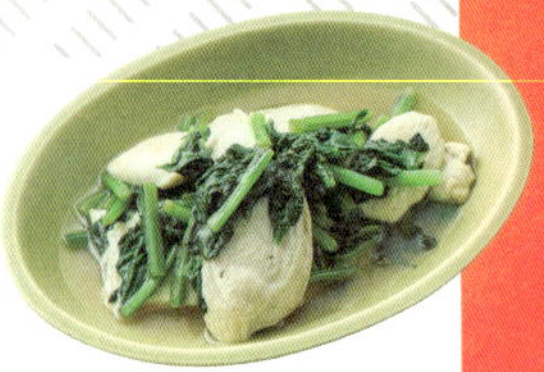

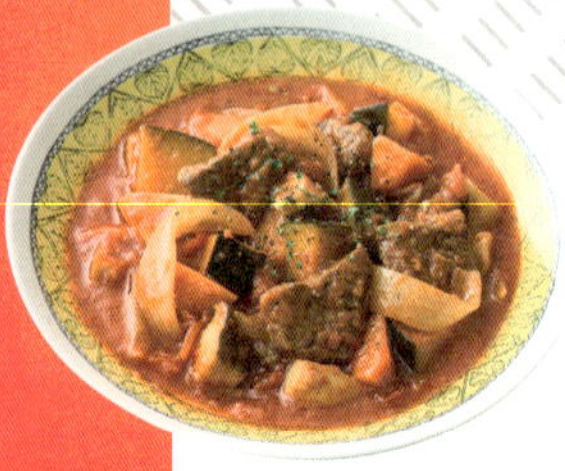

ガチプランとは？

詳しくは
▼
P38～

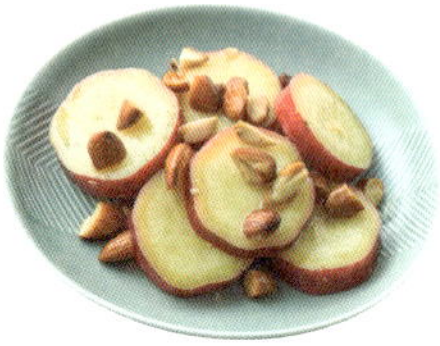

自分がきれいになるためならがんばれる！

ガチでやせて若返りたい人向けです

「ガチプラン」は、「どうせやるなら、絶対に7日間で誰が見てもわかるレベルで変わりたい」、「食材の買い出しや自炊など多少の手間があっても、きれいにやせるためならがんばれる」という人におすすめのプランです。

　体を変えて自分に自信を持ちたい、やせ&若返りに対して意欲的な人は、ぜひこちらのプランに挑戦してみてください。

「ゆるプラン」は2つの掛け算ですが、**「ガチプラン」は3つの掛け算でより高い効果が得られます。**

栄養素や食材の組み合わせ＝掛け算

やせDayの掛け算

たんぱく質×クルクミン×ピペリン

やせ体質

たんぱく質に、クルクミンとピペリンを組み合わせて、運動なしでも代謝を落とさずにやせ体質に。クルクミンはターメリック、ピペリンはブラックペッパーからとります。

カリウム×マグネシウム×クエン酸

むくみ改善

カリウムに、マグネシウムとクエン酸を組み合わせて、水分代謝&血行促進で最強のむくみ改善効果を狙います。クエン酸は梅干しやレモン汁からとります。

食物繊維×発酵食品×オメガ3脂肪酸

腸活

「ゆるプラン」の食物繊維と発酵食品の組み合わせに、オメガ3（＝オメガ3脂肪酸※以下同）をプラスして腸活効果をアップ。オメガ3は、サバやくるみ、鮭などからとります。

若返りDayの掛け算

たんぱく質×ビタミンC×コラーゲン

美肌

「ゆるプラン」のたんぱく質とビタミンCの組み合わせに、コラーゲンをプラス。より高い美肌効果を狙います。コラーゲンは、料理にゼラチンを加えることでとっていきます。

カルシウム×ビタミンD×マグネシウム

美骨

「ゆるプラン」のカルシウムとビタミンDの組み合わせに、マグネシウムをプラス。さらに骨の健康を強化して美骨効果を狙います。マグネシウムは豆腐やほうれん草などからとります。

ビタミンA×ビタミンE×亜鉛

アンチエイジング

「ゆるプラン」のビタミンAとビタミンEの組み合わせに、亜鉛をプラス。細胞の修復と再生をサポートして細胞レベルからのアンチエイジングを狙います。亜鉛は牡蠣や牛肉からとります。

メニューの特徴

簡単レシピで自炊が基本！

料理も食事も楽しみながら より高い やせ&若返り効果が 期待できる!!

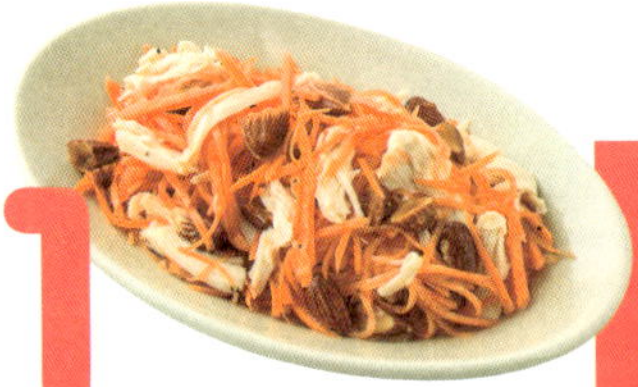

1

エース級の食材をふんだんに使用

健康的に美しくスリムになるための重要な要素のひとつが、エース級の食材を上手に取り入れること。ビタミンAはにんじん、亜鉛は牡蠣、ビタミンCはアセロラ、オメガ3はサバなどを積極的に取り入れたレシピになっています。

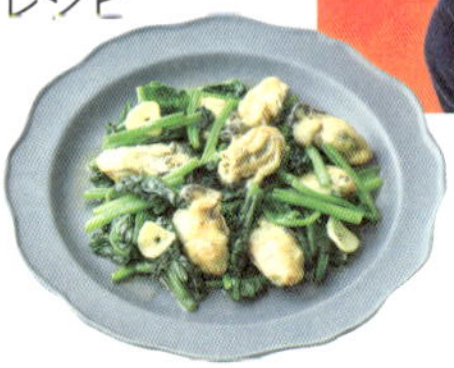

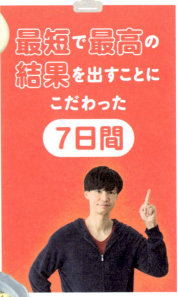

最短で最高の結果を出すことにこだわった

7日間

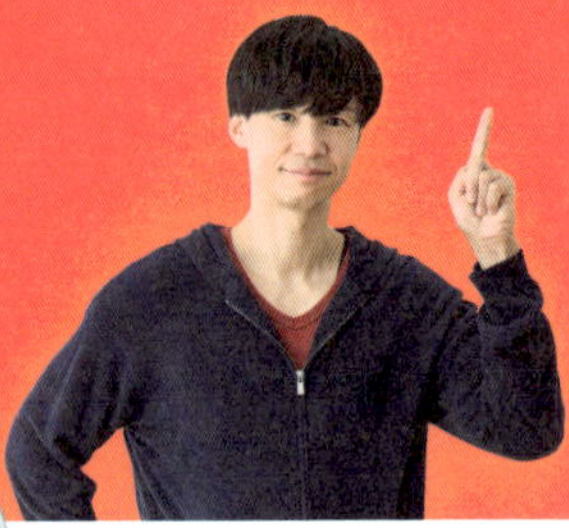

「ガチプラン」のメニューは、「掛け算ダイエット」のために作られたオリジナルレシピ。しかも、2～3工程で簡単に作れるものばかり。それなのに味もダイエットメニューとは思えないくらい美味しく、やせ&若返り効果もダントツ高くなっています。

1日3食自炊を7日間、挫折することなく取り組むコツは、必要な食材をある程度まとめ買いしておくことです。「ガチプラン買い物リスト」（66～67ページ）を参考にして、日持ちするものはあらかじめ揃えておきましょう。

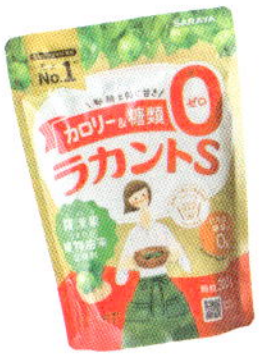

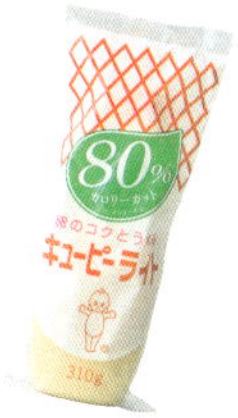

2 食材だけでなく調味料にも気を配る！

ガチで結果を出すためだけでなく飽きがこないように味も追求し、調味料にもこだわっています。例えば、マヨネーズ不使用にせず80%カロリーカットマヨネーズを使用、砂糖は糖質ゼロシュガーも併用して効果と美味しさを両立しています。

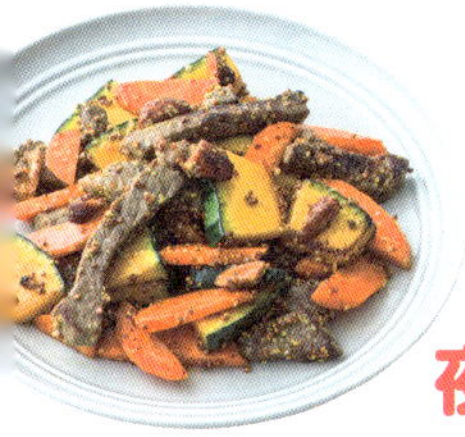

3 夜の塩分を極力控える！

塩分は、人間が生きていくうえで欠かせない働きをするものですが、とりすぎは、むくみに直結します。夜に塩分をとりすぎると、翌朝、顔や脚がパンパンに！　そこで、ガチプランでは夜のメニューの塩分は極力減らしています。

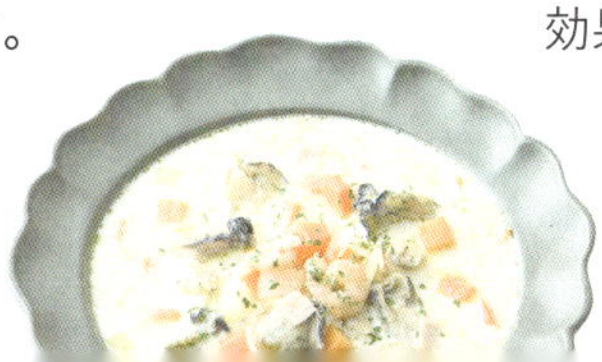

神やせ掛け算ダイエット
7日間の献立

忙しい、料理が苦手…でも大丈夫！ ゆるプラン

お手軽にやせて若返りたい人におすすめ

「ゆるプラン」は、各食事が2つの栄養素の掛け算を取り入れた献立になっています。今日からでもすぐにやってみたい人、ラクしてきれいになりたい人にピッタリです。

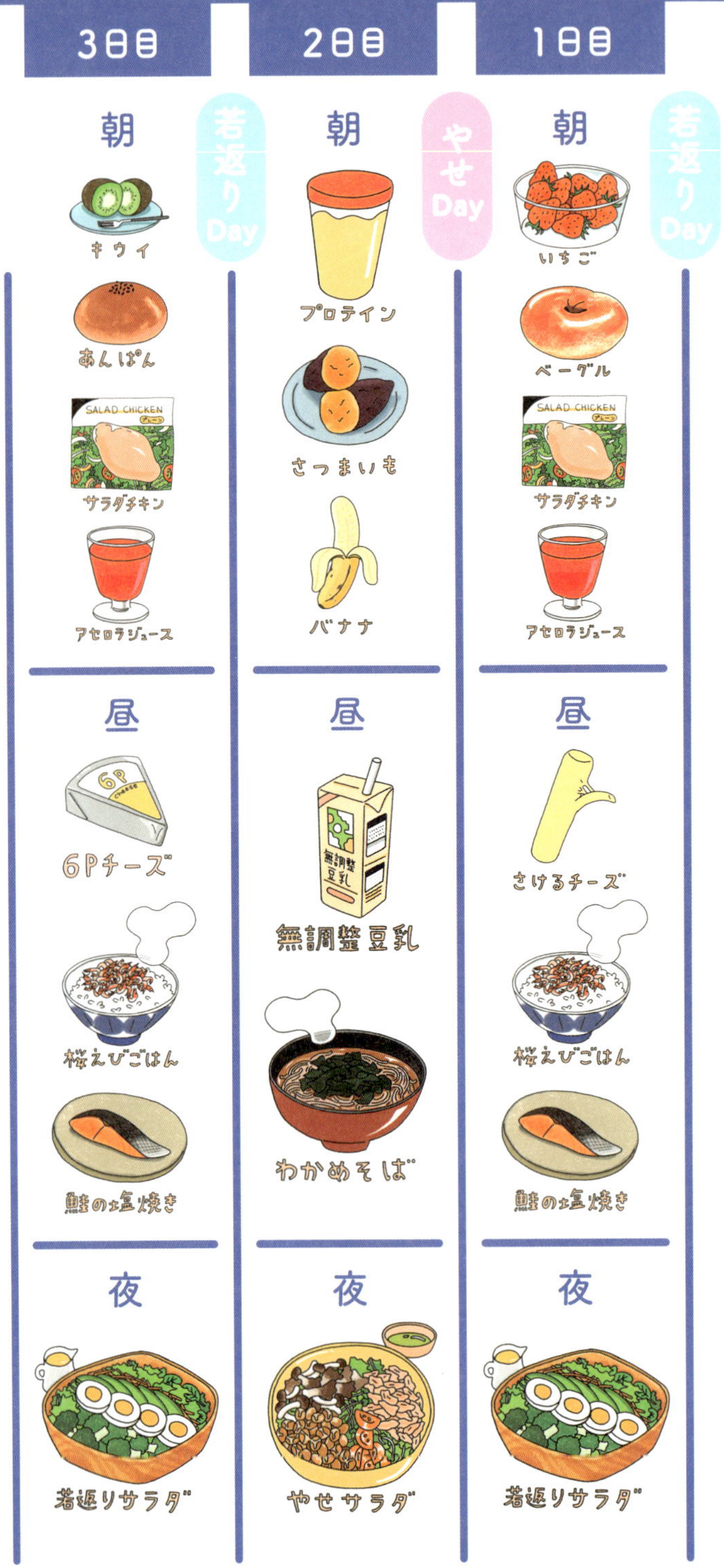

1日目　若返りDay

朝

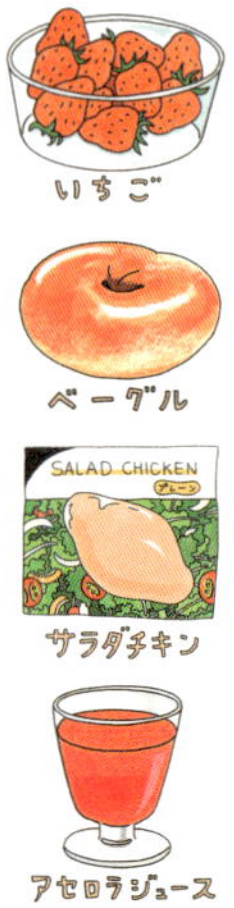

昼

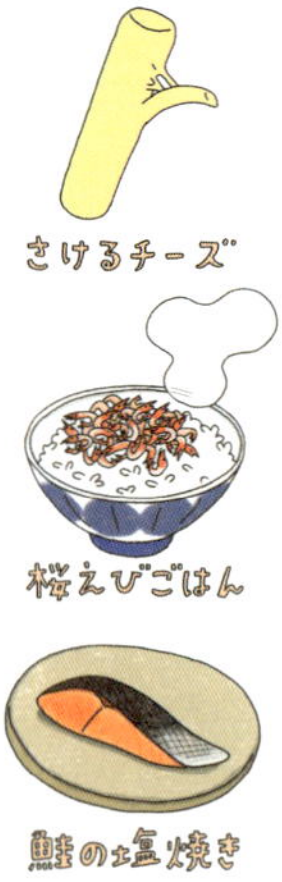

夜

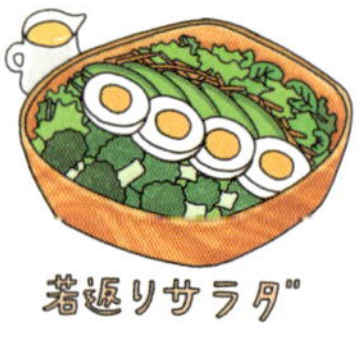

2日目　やせDay

朝

昼

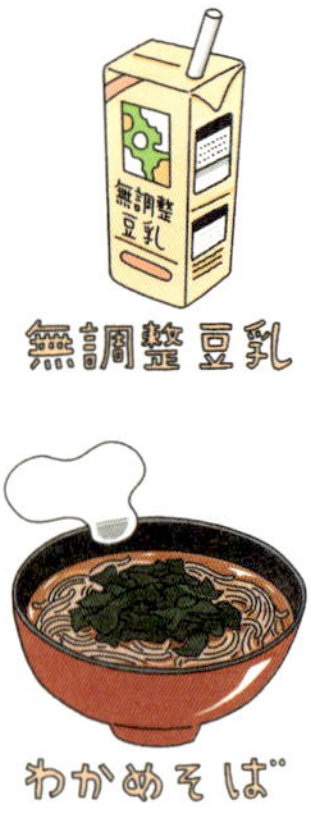

夜

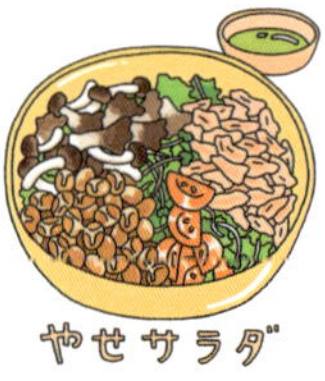

3日目　若返りDay

朝

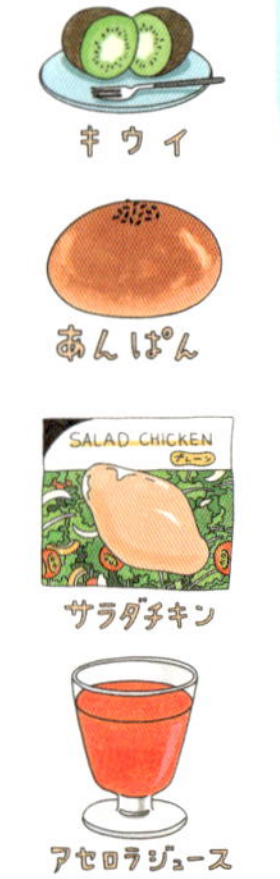

昼

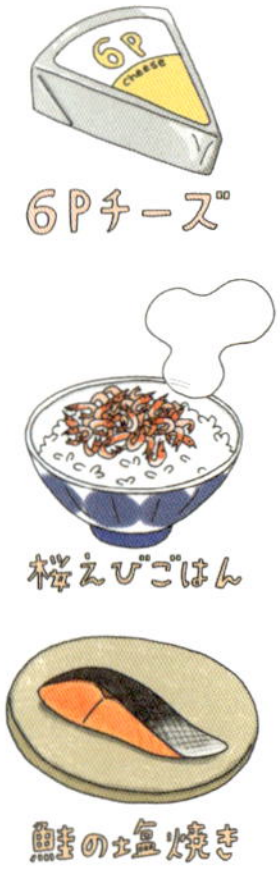

夜

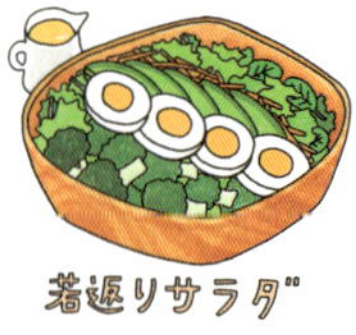

	4日目	5日目	6日目	7日目
	やせDay	若返りDay	やせDay	若返りDay
朝	プロテイン さつまいも バナナ	オレンジ イングリッシュマフィン サラダチキン アセロラジュース	プロテイン さつまいも バナナ	パイナップル フランスパン サラダチキン アセロラジュース
昼	卵焼き おにぎり あおさ味噌汁 無調整豆乳	さけるチーズ 桜えびごはん 鮭の塩焼き	無調整豆乳 わかめそば	6Pチーズ 桜えびごはん 鮭の塩焼き
夜	やせサラダ	若返りサラダ	やせサラダ	若返りサラダ

1日目

朝

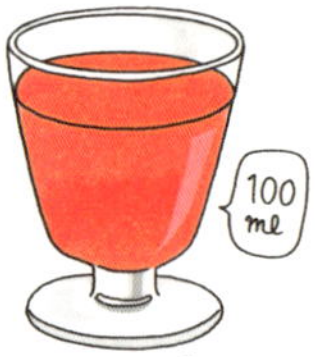

アセロラジュース

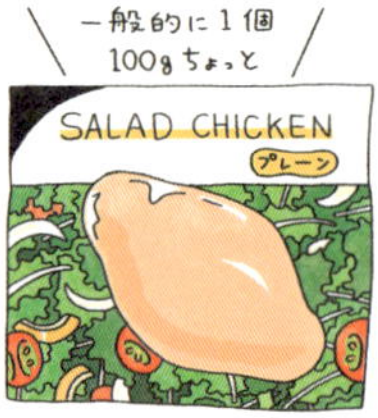
一般的に1個
100gちょっと
SALAD CHICKEN
プレーン

サラダチキン

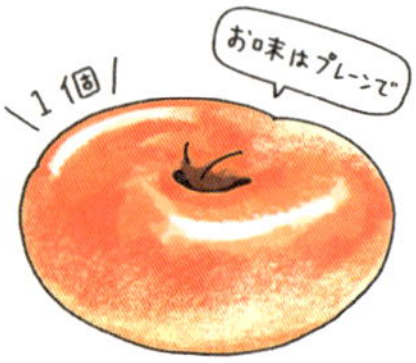
1個
お味はプレーンで

ベーグル

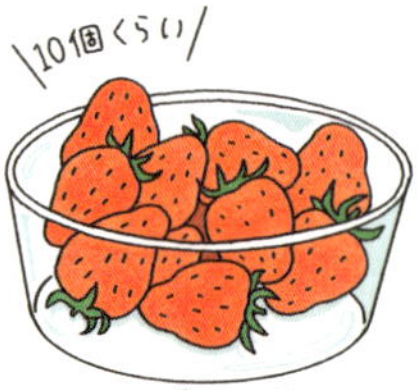
10個くらい

いちご

昼

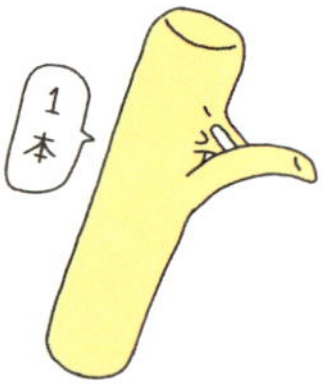

さけるチーズ

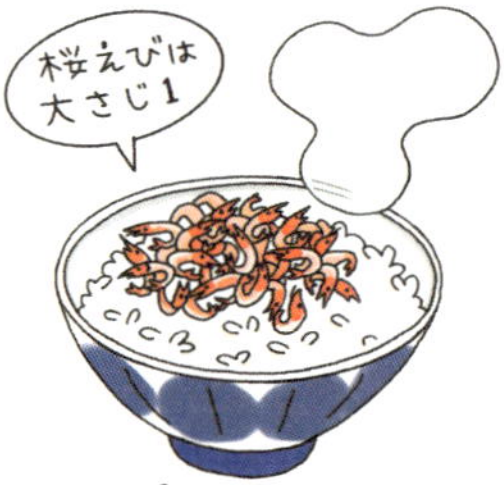
桜えびは
大さじ1

桜えびごはん

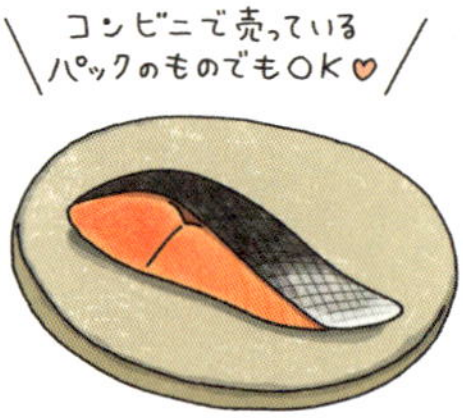
コンビニで売っている
パックのものでもOK♥

鮭の塩焼き

夜

野菜は
葉物野菜なら
どれだけ入れても
OK!
いも類やとうもろこし
など糖質の高い
野菜は避けて!

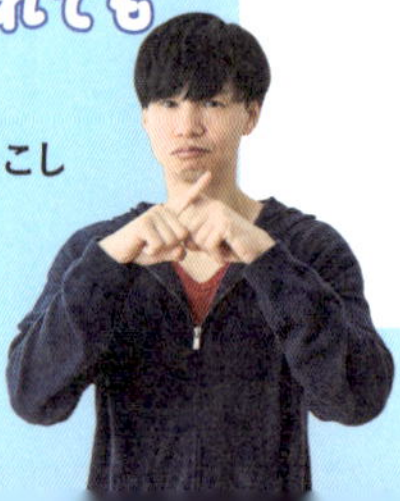

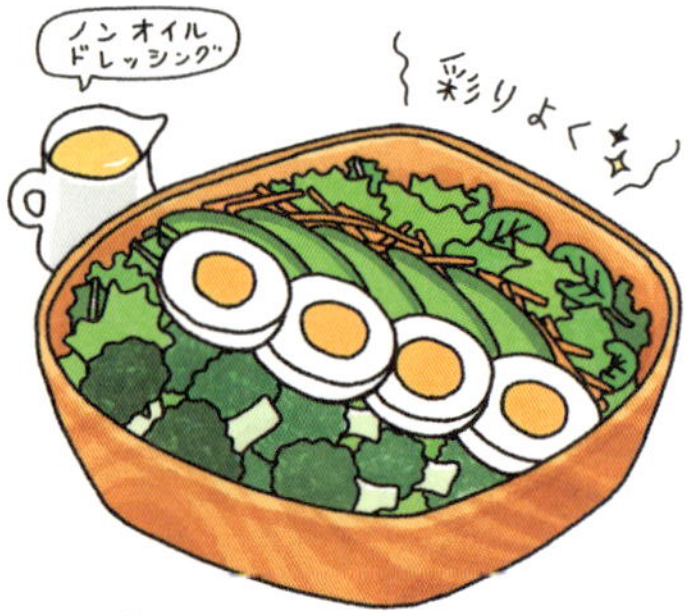
ノンオイル
ドレッシング
彩りよく

若返りサラダ

たんぱく質 × ビタミンC = 美肌

詳しくは▼P74

朝のフルーツは美肌習慣に最適！　美肌の強い味方・いちごで朝からビタミンCを補給。一般的なサイズで10個くらい食べてOK。サラダチキンはほぐしタイプをベーグルにはさんで食べるのもおすすめ。アセロラジュースの量は100mℓです。ベーグルはプレーン限定で。

カルシウム × ビタミンD = 美骨

詳しくは▼P76

ごはんや鮭の塩焼きは、温めるだけですぐに食べられるパック入りタイプでもOK！　桜えびごはんは、ごはん茶碗にやや軽め（100〜150g）にごはんを盛り、桜えび大さじ1をふりかけのようにかけて食べます。さけるチーズ1本もついて、満足感たっぷり。

ビタミンA × ビタミンE = アンチエイジング

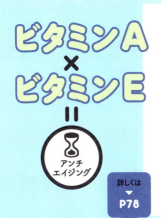

詳しくは▼P78

若返りDayの夜は、「若返りサラダ」。ブロッコリー150g、アボカド1/2個、にんじん1/4本、ゆで卵2個と好きな野菜をたっぷりと。切り方や盛りつけは自由でOK。ドレッシングはノンオイルがおすすめです。

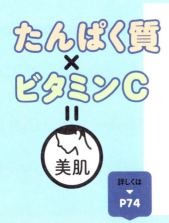

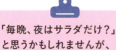

2日目

朝

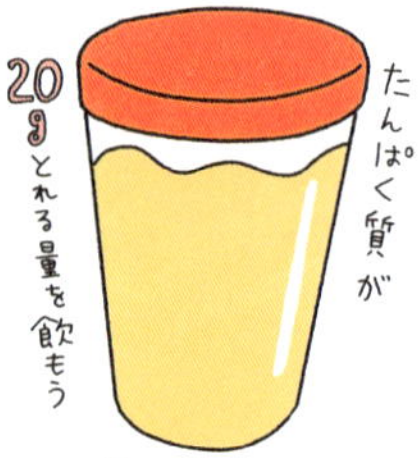
たんぱく質が
20gとれる量を飲もう

プロテイン

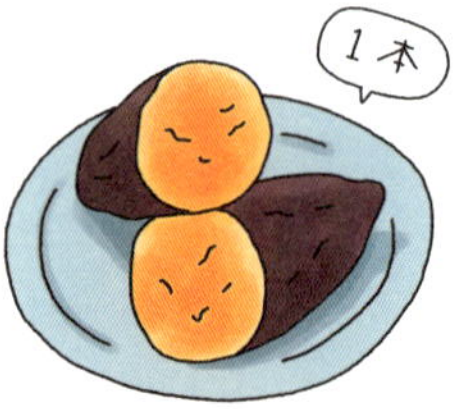
1本

さつまいも

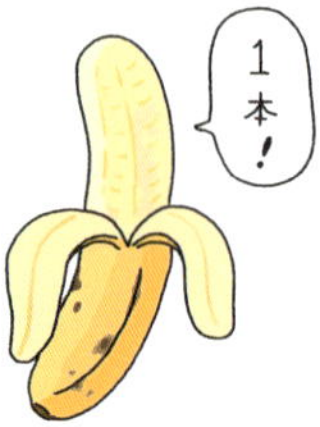
1本!

バナナ

昼

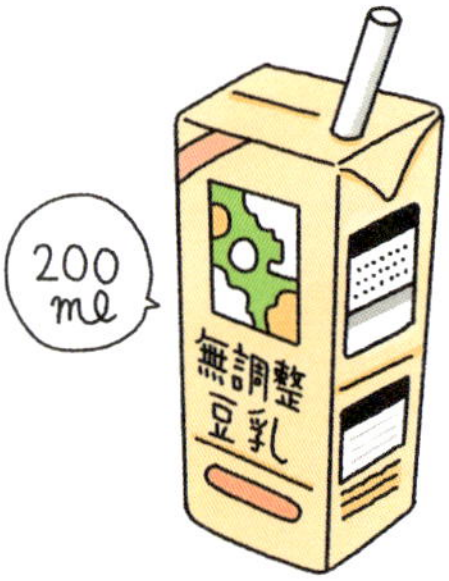
200ml
無調整豆乳

無調整豆乳

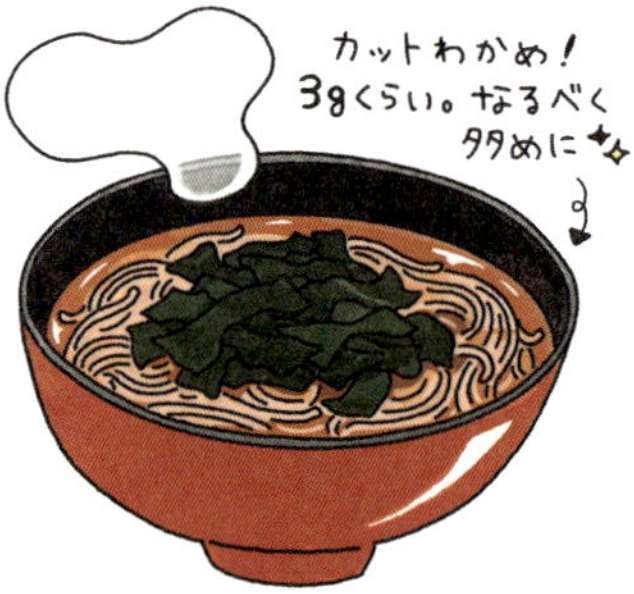
カットわかめ!
3gくらい。なるべく
多めに

わかめそば

夜

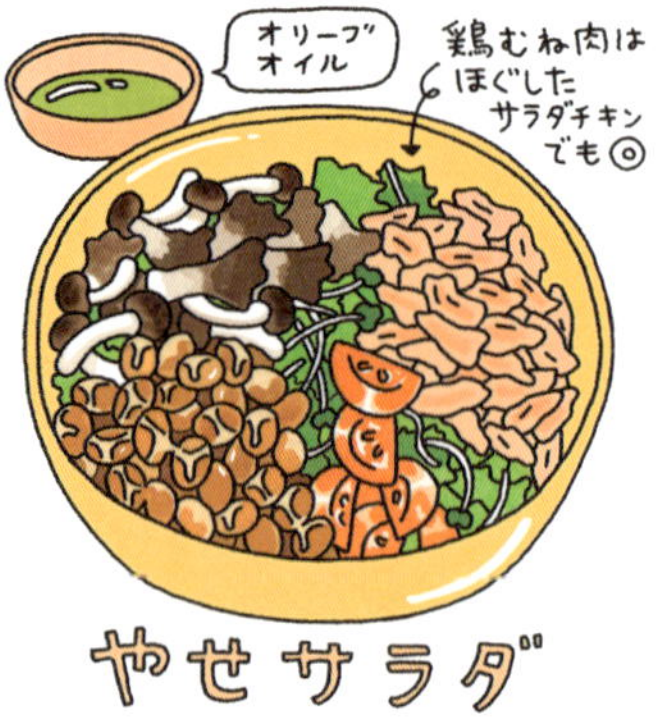
オリーブオイル
鶏むね肉はほぐしたサラダチキンでも◎

やせサラダ

「毎晩、夜はサラダだけ？」
と思うかもしれませんが、
好きな野菜を
お腹がいっぱいに
なるまで食べてOK！

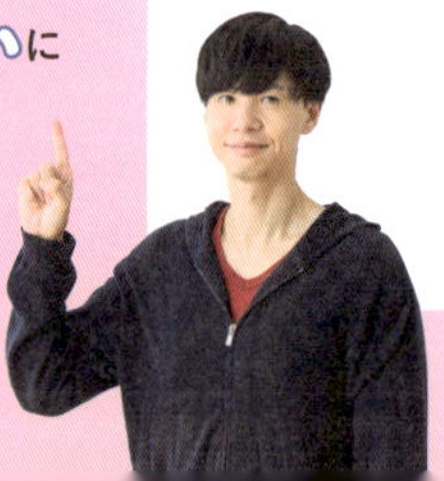

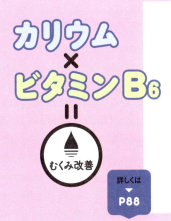

カリウム × ビタミンB_6 ＝ むくみ改善

詳しくは
P88

やせDayの朝は「バナナ+さつまいも+プロテイン」の定番トリオ！　さつまいもは、焼いても蒸しても買ってきてもOK！　ただし何もつけずそのまま素材を味わって。大きさは中くらい(200g)1本が目安。皮は食べてもOKです。

たんぱく質 × マグネシウム ＝ やせ体質

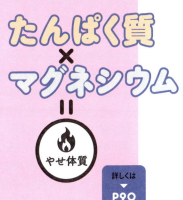

詳しくは
P90

わかめそばは、わかめをたくさん入れることがポイント。最低でも乾燥の状態で3gはのせましょう。ただし、塩分を控えたいので汁はできるだけ残して。豆乳は、味付きや調製タイプではなく、無調整豆乳を選んで。この選択がダイエット成功のカギ！

食物繊維 × 発酵食品 ＝ 腸活

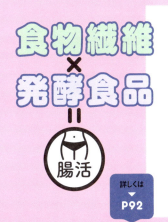

詳しくは
P92

納豆1パック(40〜50g、タレをかけて混ぜる)、鶏むね肉100g(皮を取って電子レンジで加熱してほぐす)、きのこ類(好きなだけ、石づきを取り、食べやすい大きさに切って電子レンジで加熱)に、好きな野菜もたっぷりと。オリーブオイル大さじ1を必ずかけて。

3日目

朝

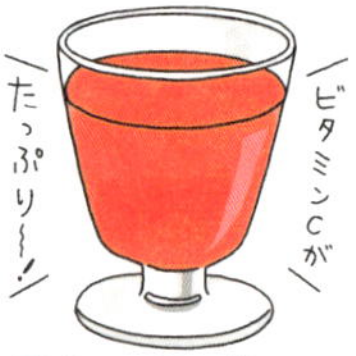
ビタミンCがたっぷり〜〜!

アセロラジュース

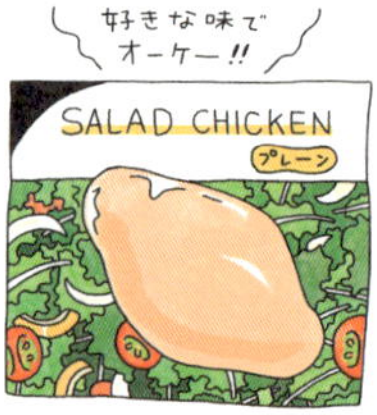
好きな味でオーケー!!
SALAD CHICKEN
プレーン

サラダチキン

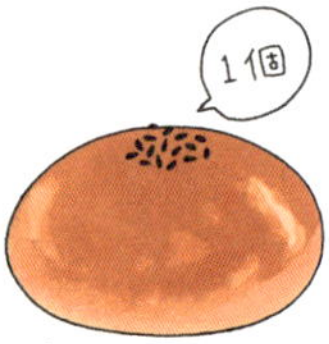

あんぱん

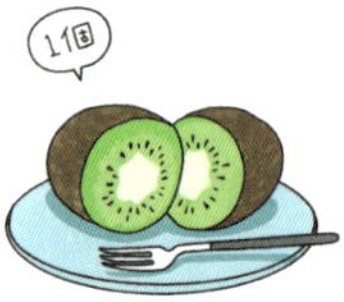
1個

キウイ

昼

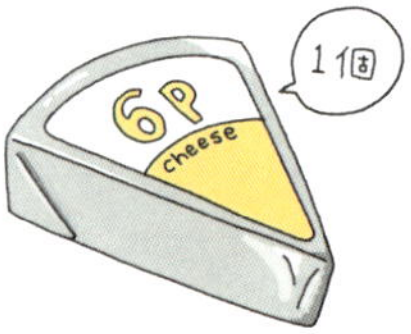
1個
6P
cheese

6Pチーズ

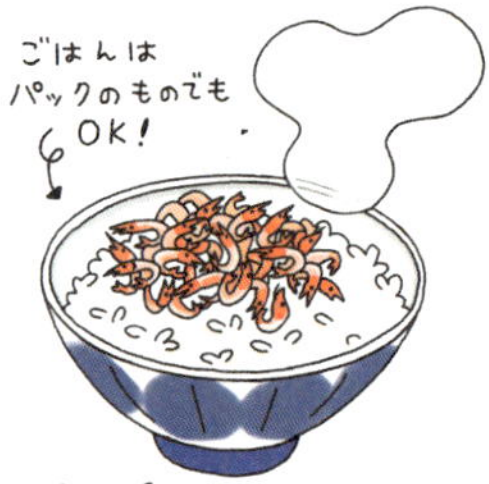
ごはんはパックのものでもOK!

桜えびごはん

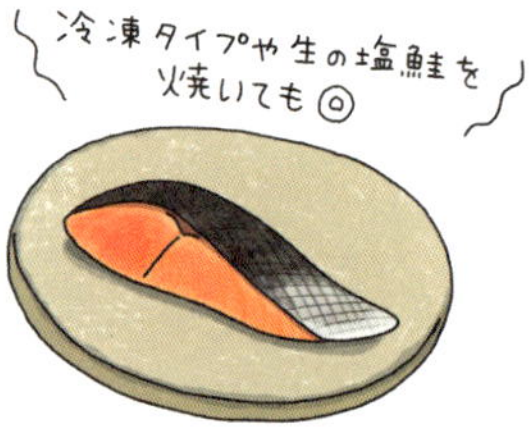
冷凍タイプや生の塩鮭を焼いても◎

鮭の塩焼き

夜

好きな野菜を選ぶときのおすすめを紹介！

キャベツ、もやし、白菜、たまねぎ、大根、パプリカ、

続きはP30に。

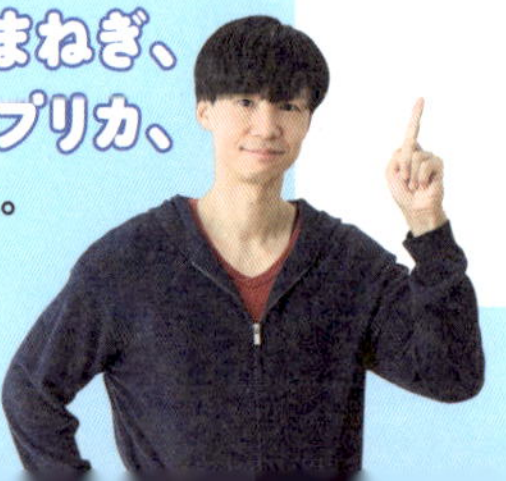

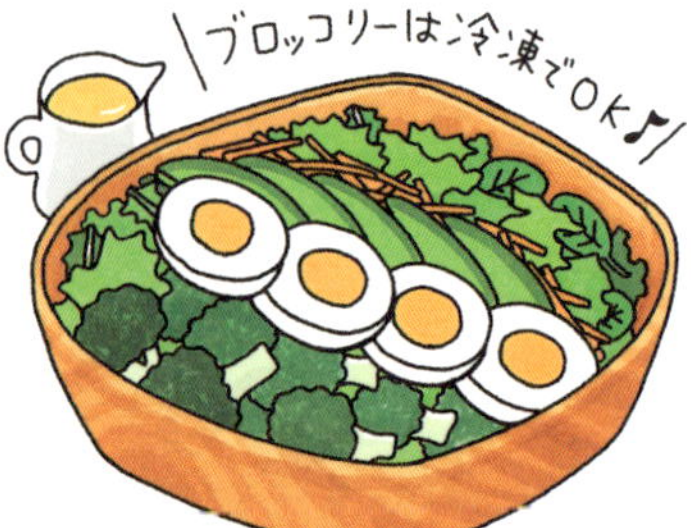
ブロッコリーは冷凍でOK♪

若返りサラダ

たんぱく質 × ビタミンC = 美肌

詳しくは ▼ P74

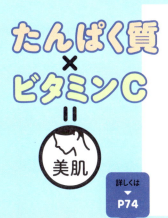

キウイは美肌に欠かせないビタミンCの宝庫！　1個分、食べましょう。あんぱんはこしあんでもつぶあんでもOK。ミニあんぱん1個ではなく、1個売りの一般的な大きさのあんぱんを選んで。サラダチキンはプレーンに限らず、スモークやハーブなどお好みの味で。

カルシウム × ビタミンD = 美骨

詳しくは ▼ P76

チーズ単体では、あまり優れた食材とは言えませんが、たんぱく質や脂質、カルシウムを少し足したい時に非常に便利！　ただし、脂質がある分食べすぎるとカロリーオーバーになるので量は守って。さけるチーズなら1本、6Pチーズなら1個が最適です。

ビタミンA × ビタミンE = アンチエイジング

詳しくは ▼ P78

ブロッコリー150gは、生でも冷凍でも栄養素はほぼ変わらないので、冷凍タイプを買い置きしておくと、洗って切る手間が省けてラク！ちなみに好きな野菜については、たくさん追加することを前提に栄養計算しているので、必ずもりもり食べてくださいね！

4日目

朝

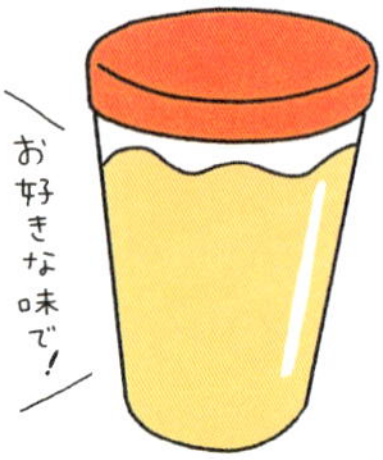
お好きな味で!

プロテイン

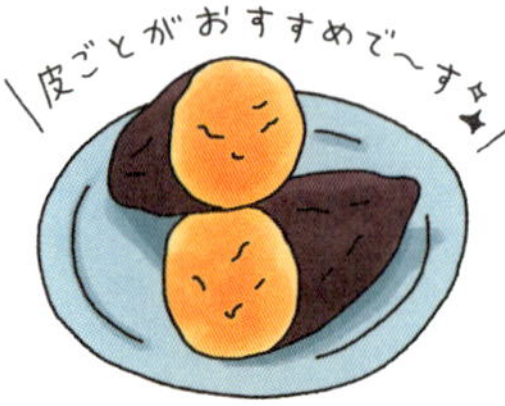
皮ごとがおすすめで〜す

さつまいも

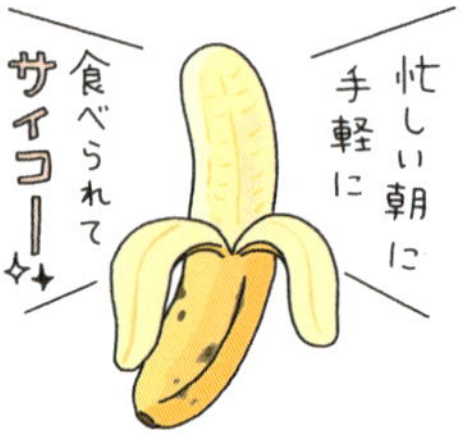
忙しい朝に
手軽に
食べられて
サイコー!

バナナ

昼

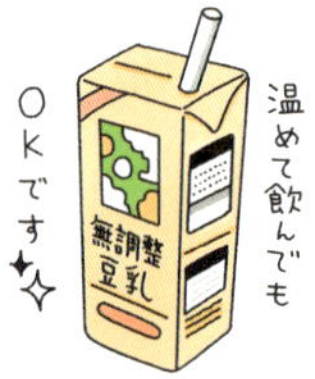
無調整
豆乳
温めて飲んでも
OKです

無調整豆乳

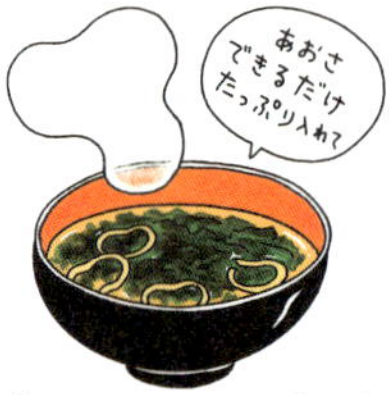
あおさ
できるだけ
たっぷり入れて

あおさ味噌汁

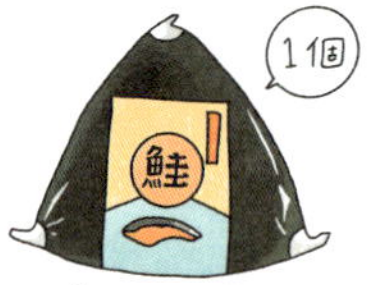
1個
鮭

おにぎり

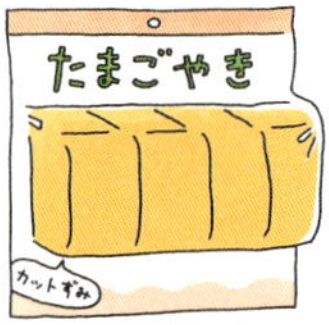
たまごやき
カットずみ

卵焼き

夜

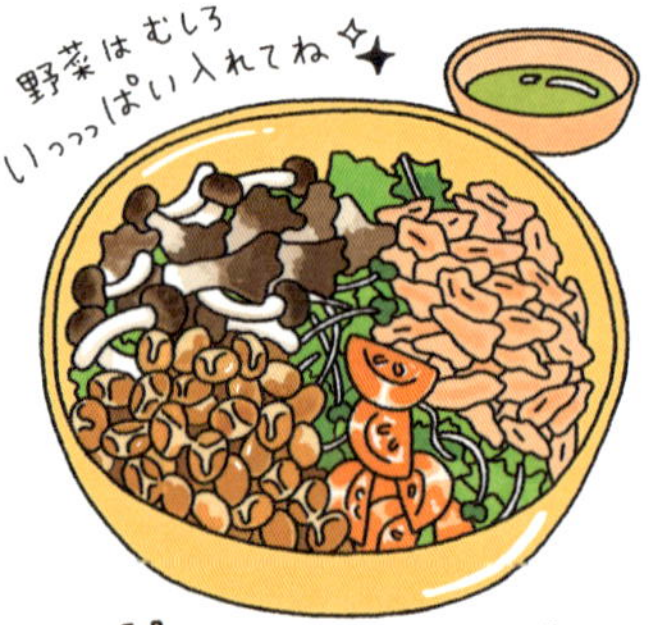
野菜はむしろ
いっっっぱい入れてね

やせサラダ

おすすめ野菜の
続きを紹介!
ピーマン、ブロッコリースプラウト、きゅうり、トマト。
参考にしてね!

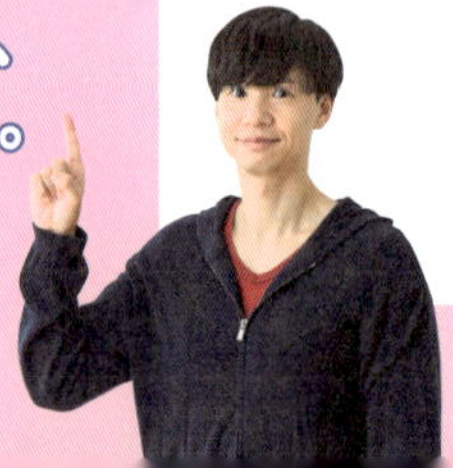

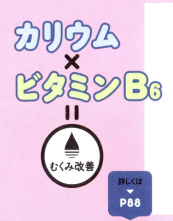

カリウム×ビタミンB_6

=

むくみ改善

詳しくは
▼
P88

バナナとさつまいもは、塩分がほぼゼロ。だから、むくみ改善を強力にサポートしてくれます。プロテインは好きな味でかまいませんが、1回にたんぱく質が20gとれる量を飲むことが重要です。メーカーによって成分が異なるので、必ずパッケージを見て確認を。

たんぱく質×マグネシウム

=

やせ体質

詳しくは
▼
P90

パックの卵焼きなら100gを目安に（自作なら卵2個で）。おにぎりは好きな具でOKですが、ツナマヨなど脂質が高そうなものは避けて。あおさ入り味噌汁は、あおさをできるだけたくさん入れることが大事（目標は3g）。味噌汁はインスタントタイプで充分！　コンビニで全部揃うランチです。

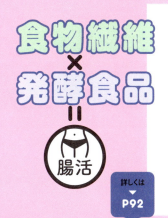

食物繊維×発酵食品

=

腸活

詳しくは
▼
P92

夜に好きな野菜を好きなだけ食べてOKなのは、満足感を得るため。食事によるダイエットでは、「夜の食事が物足りなくて、空腹感で眠れない」という声が多いですが、今回のサラダは、好きな野菜をボウルいっぱい食べても大丈夫！　毎日いろいろな野菜を楽しんで。

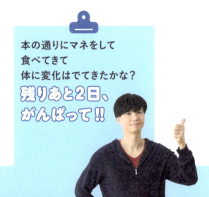

5日目

朝

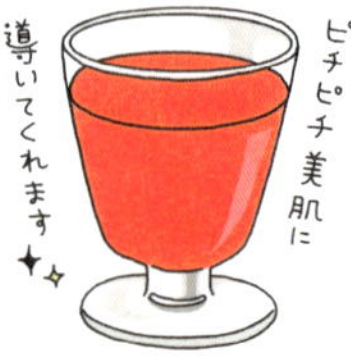
ピチピチ美肌に
導いてくれます
アセロラジュース

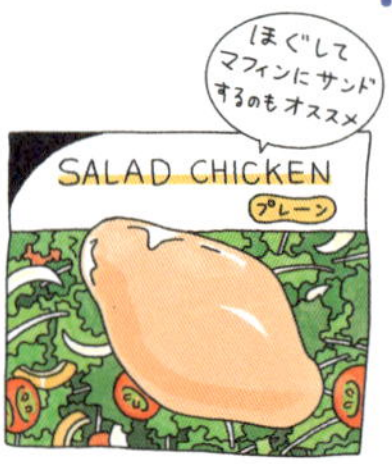
ほぐしてマフィンにサンドするのもオススメ
SALAD CHICKEN
プレーン
サラダチキン

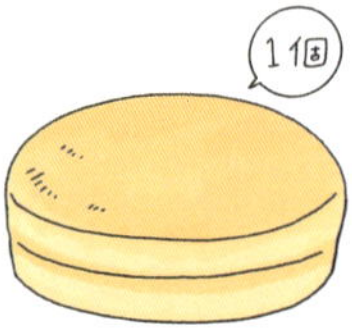
1個
イングリッシュマフィン

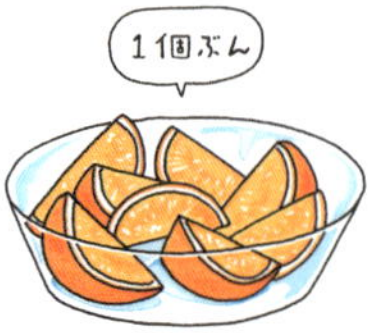
1個ぶん
オレンジ

昼

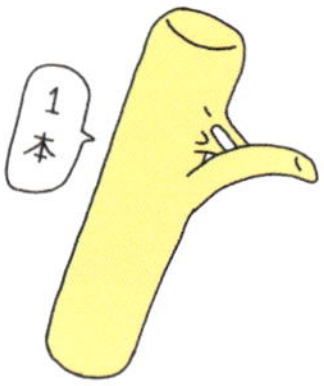
1本
さけるチーズ

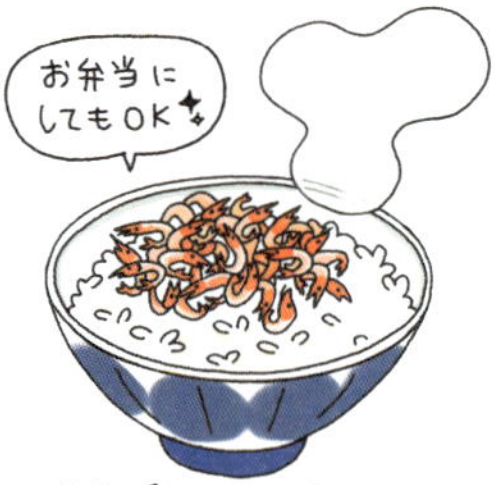
お弁当にしてもOK
桜えびごはん

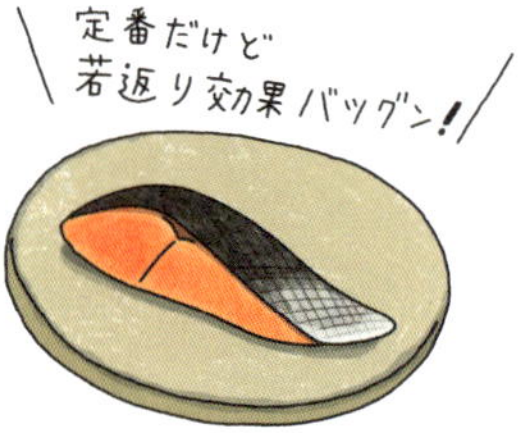
定番だけど
若返り効果バツグン!
鮭の塩焼き

夜

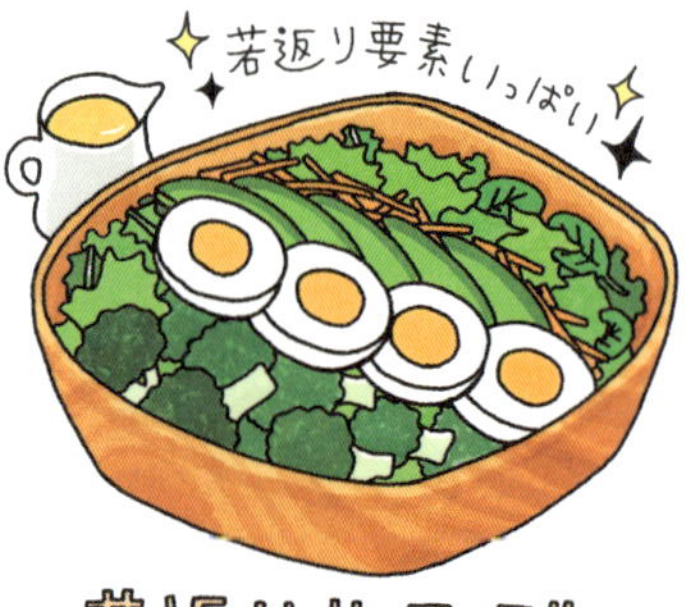
若返り要素いっぱい
若返りサラダ

本の通りにマネをして
食べてきて
体に変化はでてきたかな?
残りあと2日、
がんばって!!

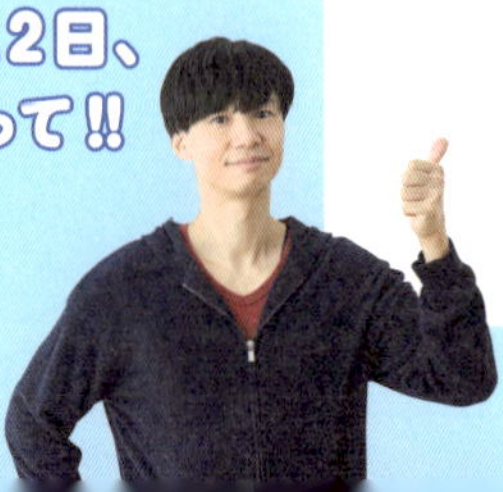

たんぱく質×ビタミンC＝美肌

詳しくは P74

オレンジがなかなか手に入らなければ、みかんで代用可。オレンジもみかんも1個分を目安に。サラダチキンはスライスしたり、ほぐしたりして、イングリッシュマフィンにのせたり、はさんだりして食べても！　アセロラジュースのアセロラはビタミンC含有量がトップクラス!!

カルシウム×ビタミンD＝美骨

詳しくは P76

鮭はアスタキサンチンという強力な抗酸化物質が入っているので、骨だけでなく全身の若返りにも効果的！　お弁当箱に詰めて鮭弁当にすればランチに持参も可能です。冷めても栄養素が変わることは一切ないので、問題なし！

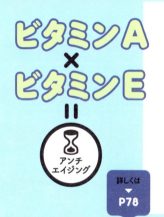

ビタミンA×ビタミンE＝アンチエイジング

詳しくは P78

「若返りサラダ」に必ず入れる、ブロッコリー、アボカド、にんじん、卵には若返りに欠かせない栄養素がいっぱい！　しかも、栄養素の掛け算効果を狙った組み合わせなので、それぞれを単品でいっぱい食べるよりも、はるかに高いアンチエイジング効果が期待できます。

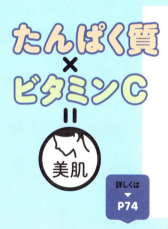

6日目

朝

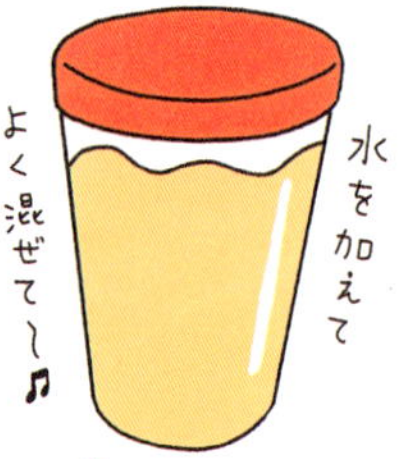

プロテイン

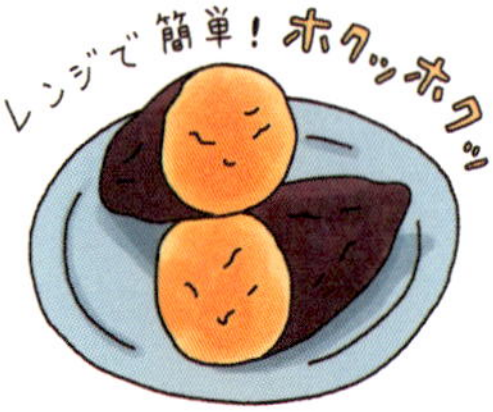

さつまいも

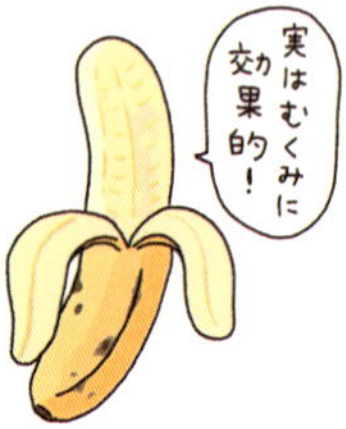

バナナ

昼

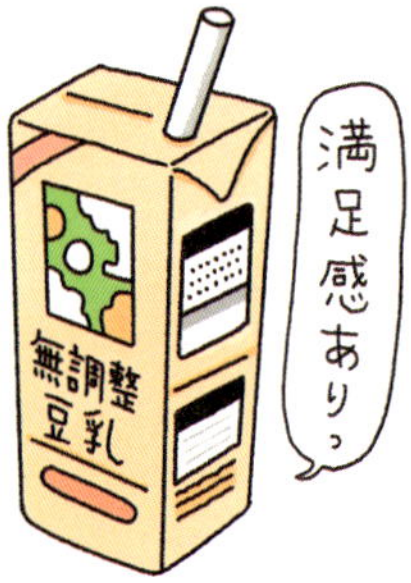

無調整豆乳

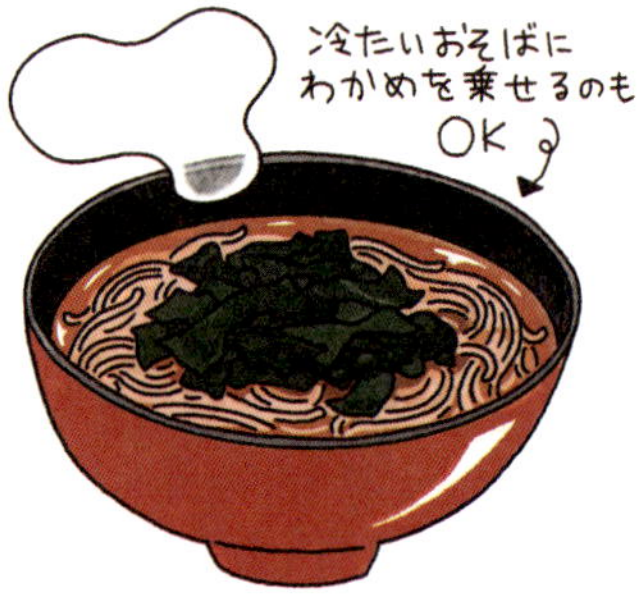

わかめそば

夜

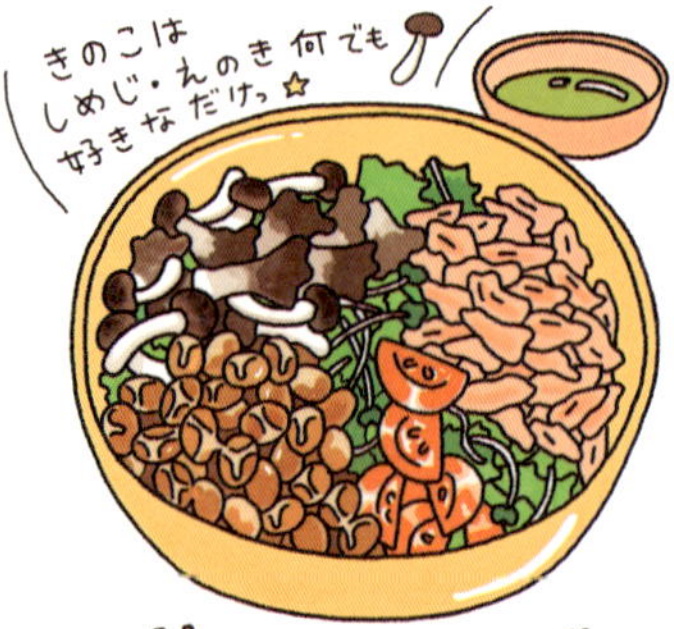

やせサラダ

きのこ類は低カロリー!
ダイエット中でもたくさん食べて満足度アップ!!

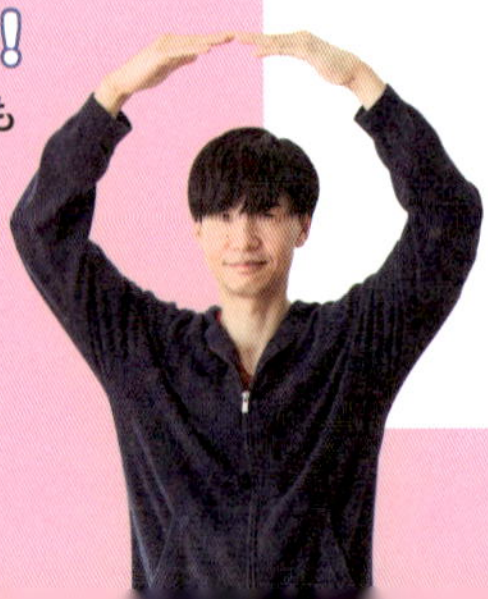

カリウム × ビタミンB_6 ＝ むくみ改善

詳しくは ▼ P88

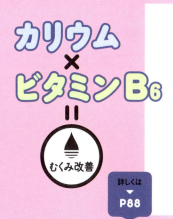

やせDayの朝のフルーツはバナナ。バナナはフルーツの中でもカリウムが豊富。さつまいもも大量にカリウムが摂取できるので、この2つの組み合わせでむくみ知らずに。さらに朝の糖質摂取で代謝も上がり、やせ効果バッチリです！

たんぱく質 × マグネシウム ＝ やせ体質

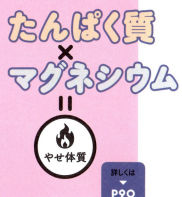

詳しくは ▼ P90

わかめそばは、もりそばやざるそばなど冷たいおそばに、カットわかめを添えて食べるのもアリ！　その際もできるだけ多くわかめをとりましょう。無調整豆乳は、そばを食べながら飲んでも、食べ終わってから飲んでもタイミングは気にしなくてOK。

食物繊維 × 発酵食品 ＝ 腸活

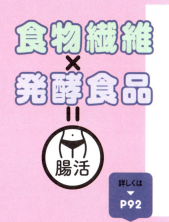

詳しくは ▼ P92

きのこ類は、全て食物繊維が豊富なので、何をどれくらい入れてもOK！　納豆は食物繊維と発酵食品の両方を満たす最高のやせ食材。絶対に取り入れて！　きのこと納豆の両方を同時に食べることで、さらに腸活効果アップ！

7日目

朝

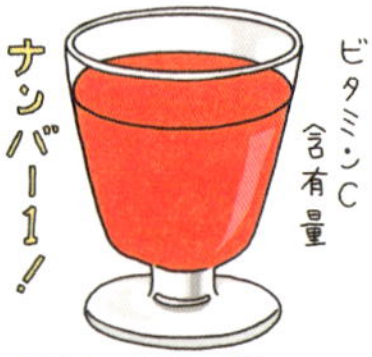
ナンバー1!
ビタミンC含有量

アセロラジュース

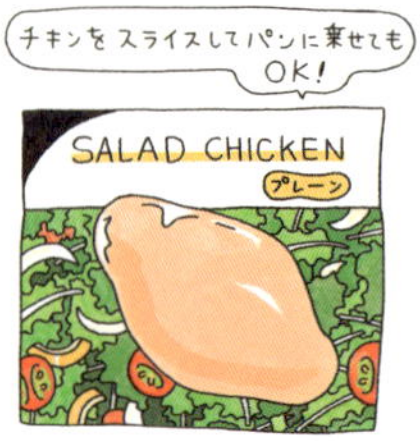
チキンをスライスしてパンに乗せてもOK!
SALAD CHICKEN
プレーン

サラダチキン

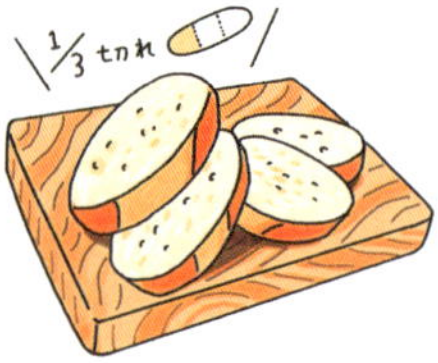
1/3切れ

フランスパン

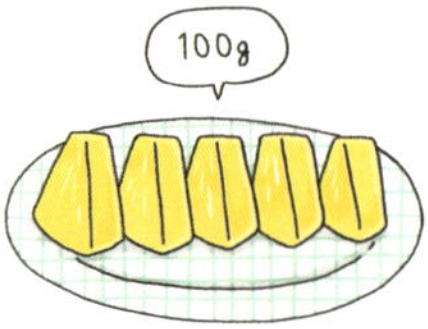

パイナップル

昼

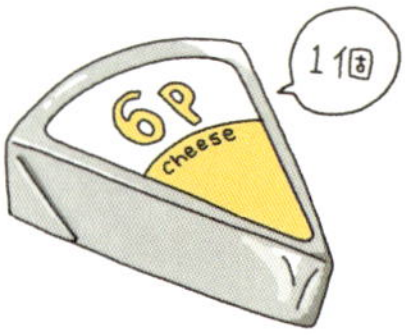
1個
6P
cheese

6Pチーズ

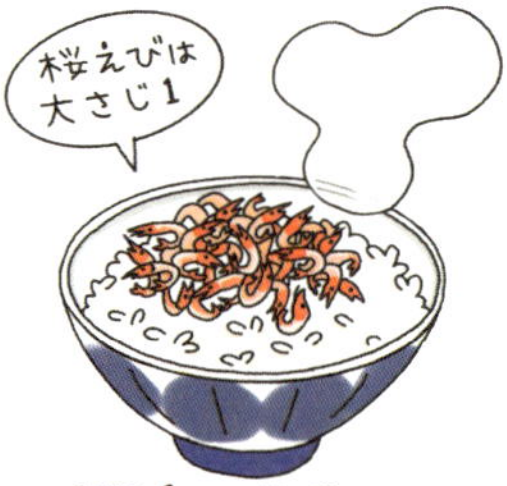
桜えびは
大さじ1

桜えびごはん

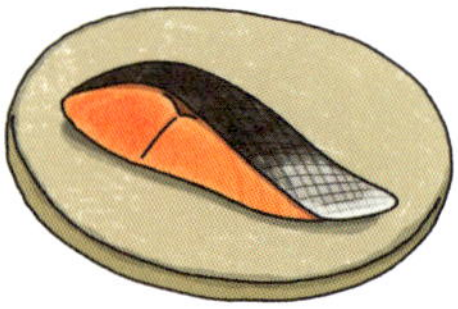

鮭の塩焼き

夜

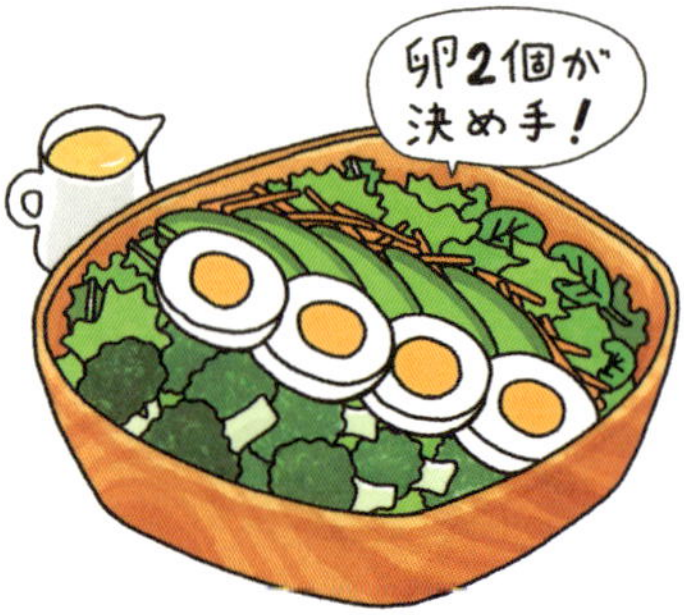
卵2個が
決め手!

若返りサラダ

「ゆるプラン」の7日間、
無事完走!
おめでとう!!
どんな変化があったのか、
P70のチェックリストで
確認してみてね。

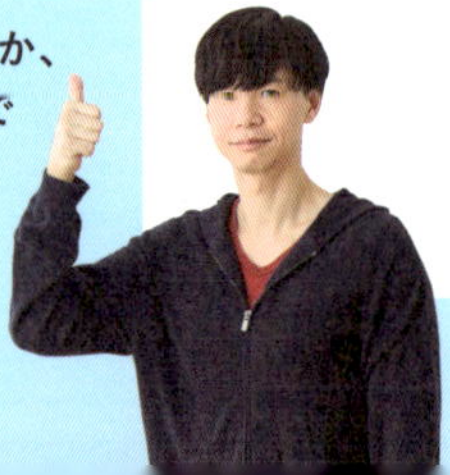

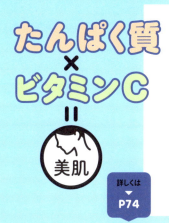

たんぱく質×ビタミンC＝美肌

詳しくは
P74

パイナップルはビタミンCに加え、たんぱく質分解酵素が入っているのでサラダチキンとの相性バツグン。パイナップルは100gを目安に。生のものが手に入りにくい人や、切るのが面倒な人は冷凍がおすすめ。フランスパンは80gを目安に。何もつけずに素材の味を楽しんで。

カルシウム×ビタミンD＝美骨

詳しくは
P76

桜えびはカロリーをほぼ増やさずにカルシウムを豊富に摂取できる優れもの。ごはんにかけるものなら何でも同じだろうと、ふりかけで代用してはいけません！　大さじ1にしていますが、大さじ2まで増やしてもOK。桜えびを混ぜておにぎりにしても◎。

ビタミンA×ビタミンE＝アンチエイジング

詳しくは
P78

アボカドは若返りに効果的な栄養素が豊富ですが、ビタミンAの量だけは少なめ。そこをにんじんと卵で補っています。ちなみに卵は食物繊維とビタミンC以外全て入っている準完全栄養食で、たんぱく質やビタミンミネラルの底上げに非常に優秀です。

ガチプラン

7日間で最大の効果を狙いたい！

短期間で絶対にやせて若返りたい人におすすめ

「ガチプラン」は、各食事が、3つの栄養素の掛け算を取り入れた献立になっています。ちょっと大変でも確実に効果を実感したい人、絶対に変わりたい人にイチオシです。

1日目　若返りDay

朝

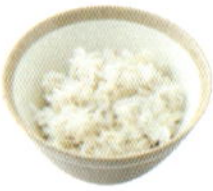
もち麦ごはん

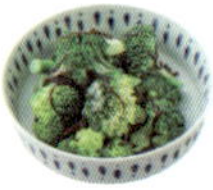
ブロッコリーの塩昆布マヨ和え

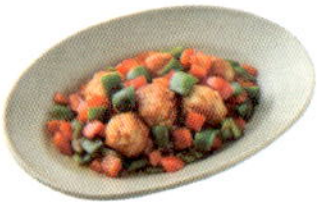
鶏団子ケチャップ

昼

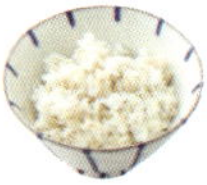
もち麦ごはん

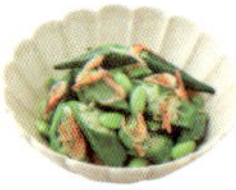
オクラと枝豆の桜えび和え

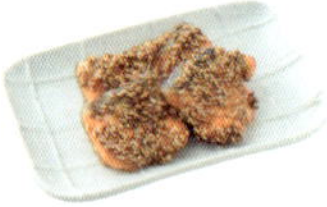
鮭のごままみれ

夜

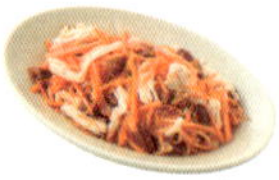
にんじんサラダ

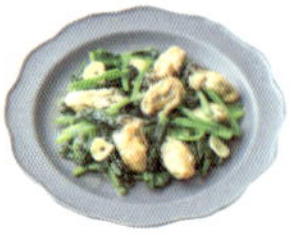
牡蠣とほうれん草のソテー

2日目　やせDay

朝

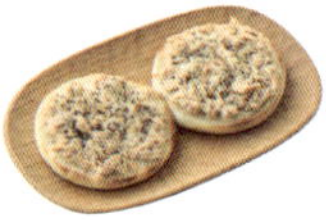
ツナマヨマフィン

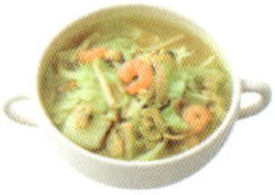
ターメリックスープ

昼

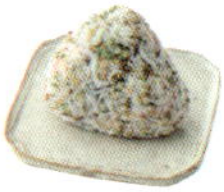
梅しらすあおさおにぎり

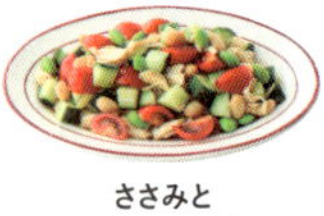
ささみと豆のサラダ

夜

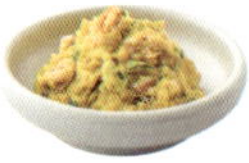
かぼちゃサラダ

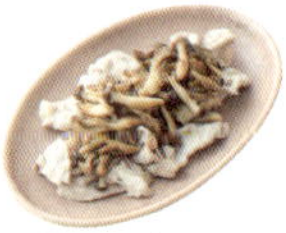
豚しゃぶたっぷりきのこがけ

3日目　若返りDay

朝

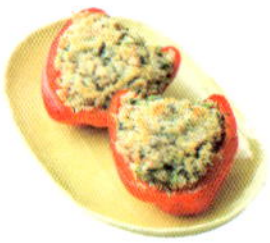
パプリカのライス詰め

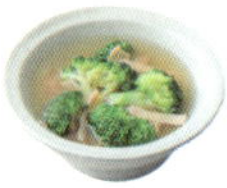
ブロッコリーとハムのスープ

昼

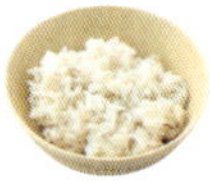
もち麦ごはん

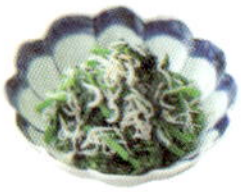
ほうれん草としらすのさっぱり和え

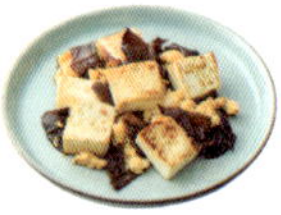
豆腐ときくらげの卵炒め

夜

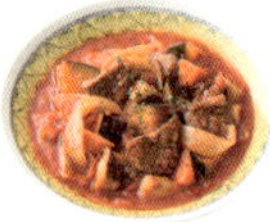
牛肉のトマト煮込み

4日目

やせDay

朝

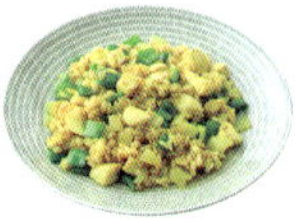

ターメリック
チャーハン

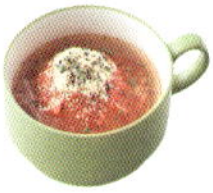

まるごと
トマトスープ

昼

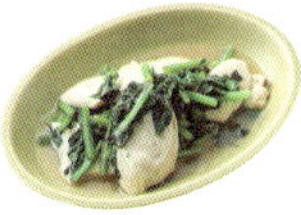

鶏と
ほうれん草のソテー

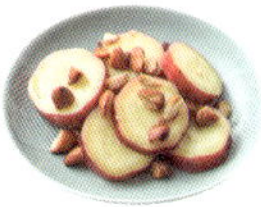

さつまいものレモン煮

夜

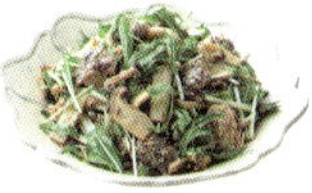

ごぼうときのこの
サバ水菜サラダ

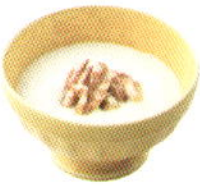

くるみヨーグルト

5日目

若返りDay

朝

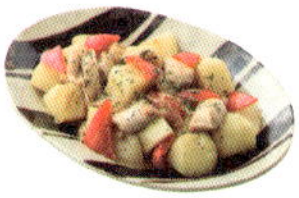

鶏ジャーマンポテト

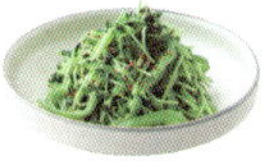

豆苗とピーマンの
マスタード和え

昼

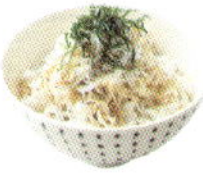

しそしらすごはん

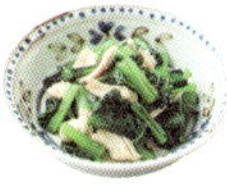

小松菜ささみ

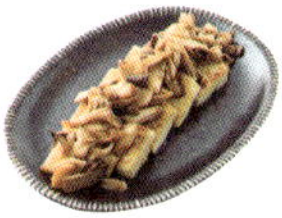

もりもりきのこの
豆腐ステーキ

夜

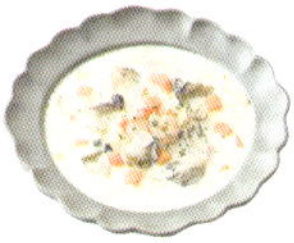

牡蠣の豆乳チャウダー

6日目

やせDay

朝

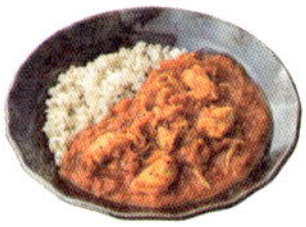

チキンカレー

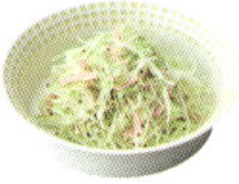

キャベツとハムの
サラダ

昼

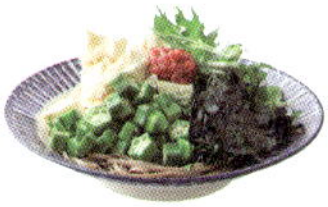

まぜそば

夜

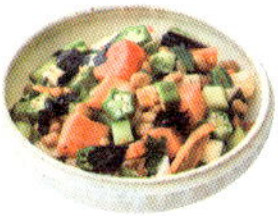

サーモンキムチナムル

7日目

若返りDay

朝

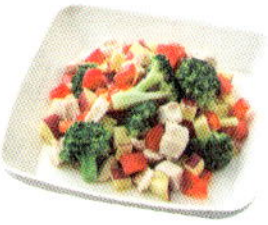

彩りコロコロサラダ

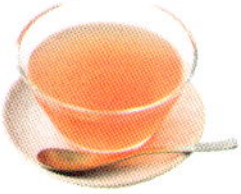

アセロラゼリー

昼

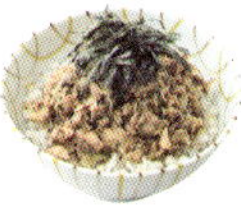

サバそぼろ丼

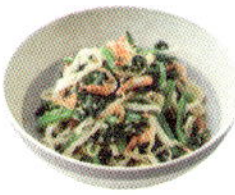

切り干し大根と
ほうれん草の和え物

夜

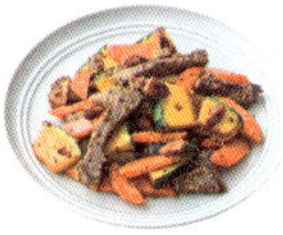

牛肉とかぼちゃの
ナッツソテー

1日目・朝

たんぱく質×ビタミンC×コラーゲン＝

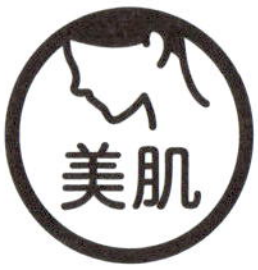

鶏団子ケチャップ

材料（1人分）

鶏むね肉（皮なし） …… 100g
パプリカ（赤） …… 1/2個
ピーマン …… 1個
米油 …… 小さじ1

A
粉ゼラチン …… 1袋（5g）
片栗粉 …… 小さじ1
塩 …… 少々
ブラックペッパー（粗挽き） …… 少々

B
ケチャップ …… 大さじ1
しょうゆ …… 小さじ1
砂糖 …… 小さじ1/2

作り方

1. **鶏むね肉**は刻んだりたたいたりしてミンチ状にする。**パプリカ**は1cm角、**ピーマン**は1.5cm角に切る。
2. ミンチ状にした**鶏むね肉**にAをもみ込んで、団子状に丸める。
3. フライパンに米油を熱し、2を焼く。**鶏むね肉**に火が通ったら、**パプリカ**、**ピーマン**を加えて炒め、さらにBを加えて全体にからめる。

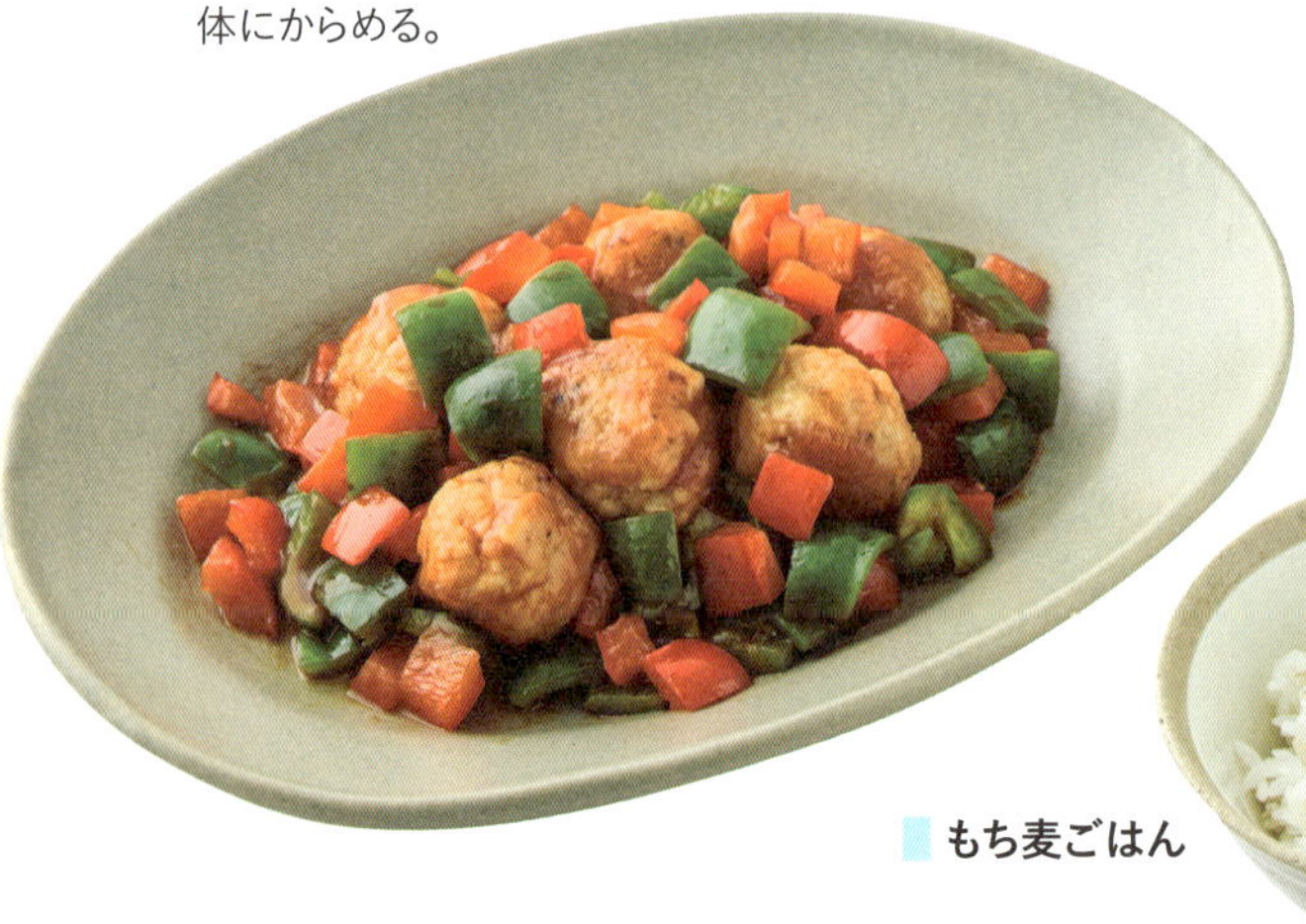

Point
ブロッコリーは冷凍でもOK！　マヨネーズは"80%カロリーカット"のみ可！

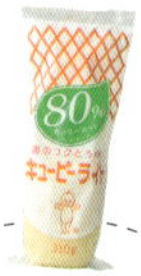

ブロッコリーの塩昆布マヨ和え

材料（1人分）

ブロッコリー …… 100g

A
塩昆布 …… 大さじ1/2
80%カロリーカットマヨネーズ …… 小さじ2

作り方

1. **ブロッコリー**は洗って小房に分け、軽く水気を切って耐熱容器に入れ、ふんわりラップをしてレンジ（600W）で1分30秒加熱する。
2. 1にAを加えて混ぜる。

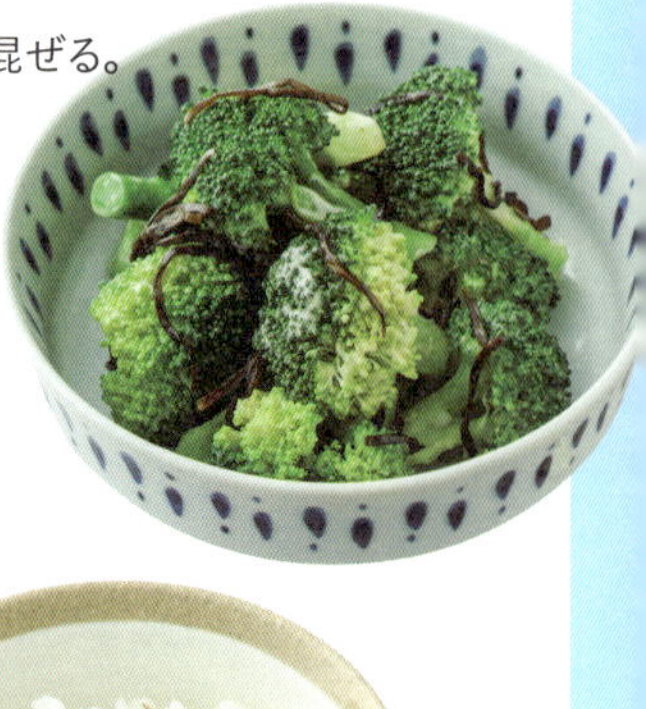

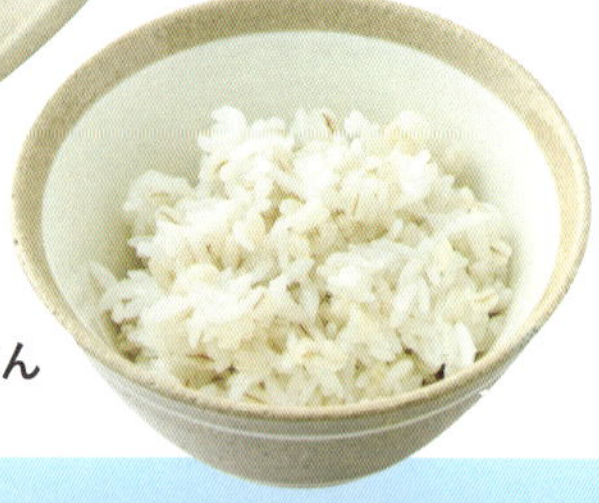

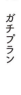

もち麦ごはん

1日目・昼

※もち麦ごはんの量は、ごはん茶碗に軽めの一杯(100〜150gを目安に)

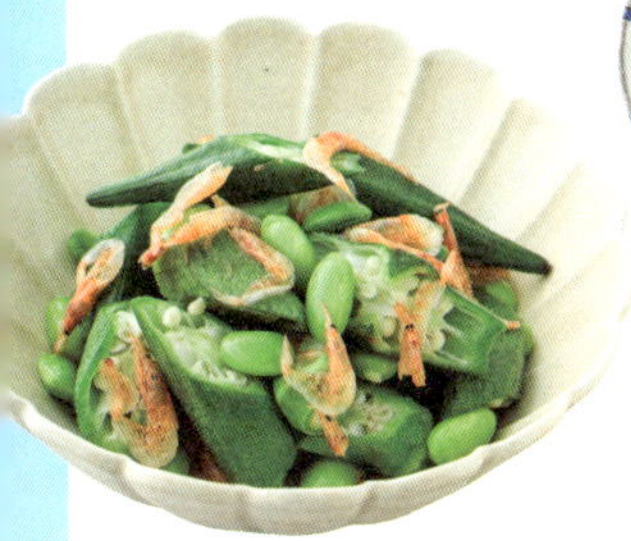

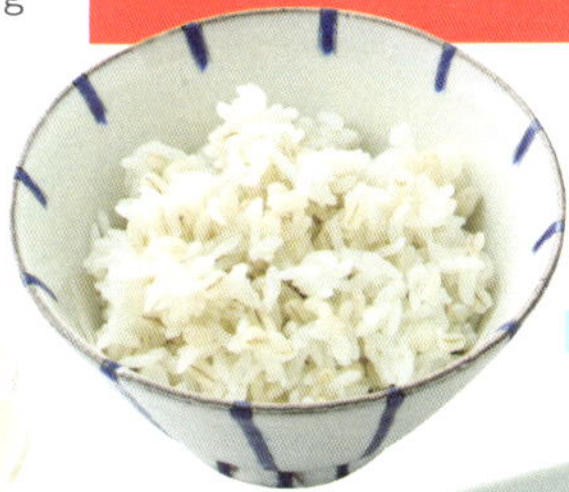

■もち麦ごはん

Point
おろししょうがは、チューブタイプでも可ですが、塩分が入っているので、生をすりおろした方がオススメ!

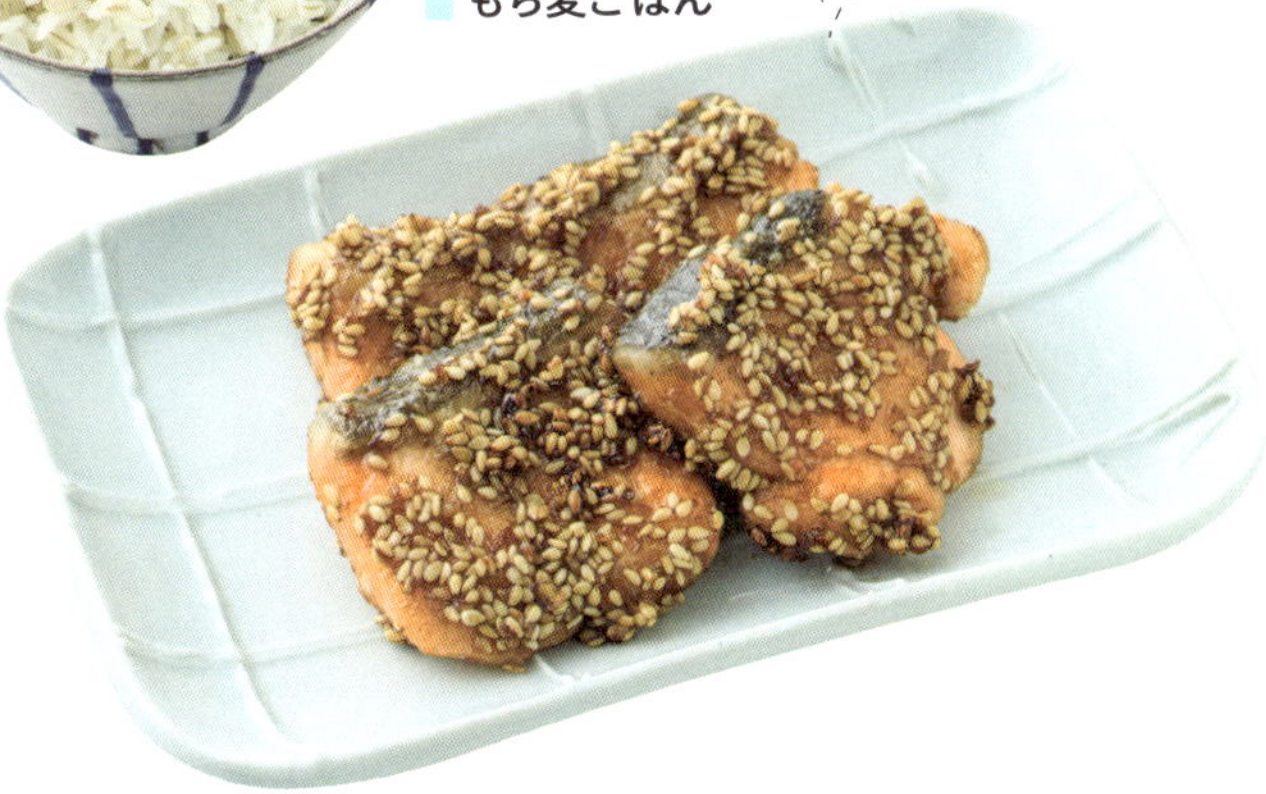

オクラと枝豆の桜えび和え

材料(1人分)

オクラ……5本
冷凍枝豆……40g
A
桜えび……2g
鶏がらスープの素……小さじ1/2
レモン汁……小さじ1/2

作り方

1. **オクラ**はヘタとガクを取って乱切りにし、耐熱容器に入れ、ふんわりラップをしてレンジ(600W)で30秒加熱する。**冷凍枝豆**は解凍してさやから出す。
2. ボウルに1とAを入れて混ぜる。

カルシウム
×
ビタミンD
×
マグネシウム
=
美骨

鮭のごままみれ

材料(1人分)

生鮭……1切れ
片栗粉……小さじ2
米油……小さじ1
A
酒……小さじ1
塩……少々
こしょう……少々
B
おろししょうが……小さじ1/4
しょうゆ……小さじ1・1/2
砂糖……小さじ1
ごま……大さじ1

作り方

1. **鮭**は2〜3等分に切り、Aをまぶして10分おく。
2. キッチンペーパーで**鮭**の余分な水気をふきとり、片栗粉をまぶす。
3. フライパンに米油を熱し、2を並べて中火で両面焼く。弱火にして合わせたBを回し入れ、全体にまぶしからめる。

1日目・夜

にんじんサラダ

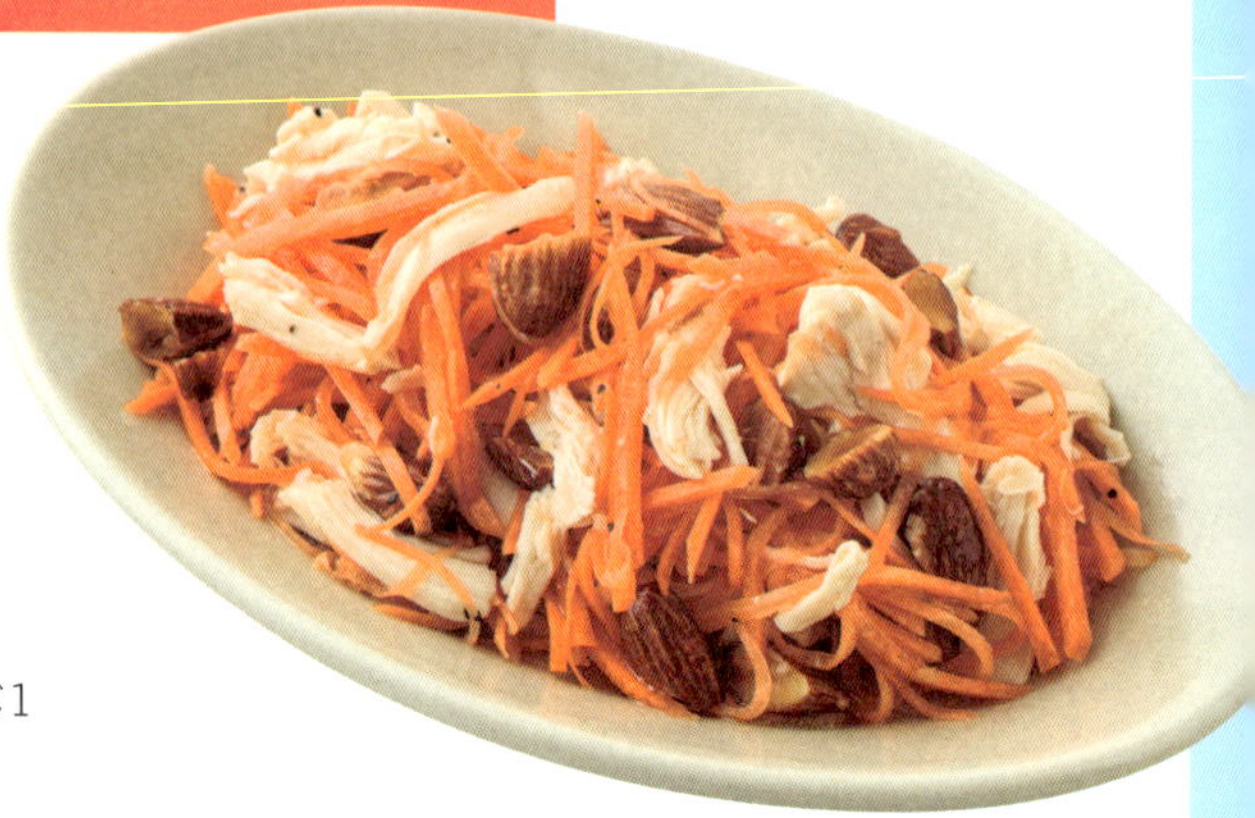

材料（1人分）

にんじん …… 80g
鶏ささみ …… 1本
アーモンド（素焼き） …… 10粒
塩 …… 0.5g
酒 …… 小さじ1
A
オリーブオイル …… 小さじ1
ブラックペッパー（粗挽き） …… 少々

作り方

1. **にんじん**は千切りにしてボウルに入れ、塩を加えてもむ。**鶏ささみ**は筋を取り、耐熱容器に入れて酒を回しかけ、ふんわりラップをしてレンジ（600W）で1分20秒加熱し、裂く。**アーモンド**は粗く刻む。
2. ボウルに裂いた**鶏ささみ**、刻んだ**アーモンド**、Aを加えて混ぜる。

ビタミンA
×
ビタミンE
×
亜鉛
＝
アンチエイジング

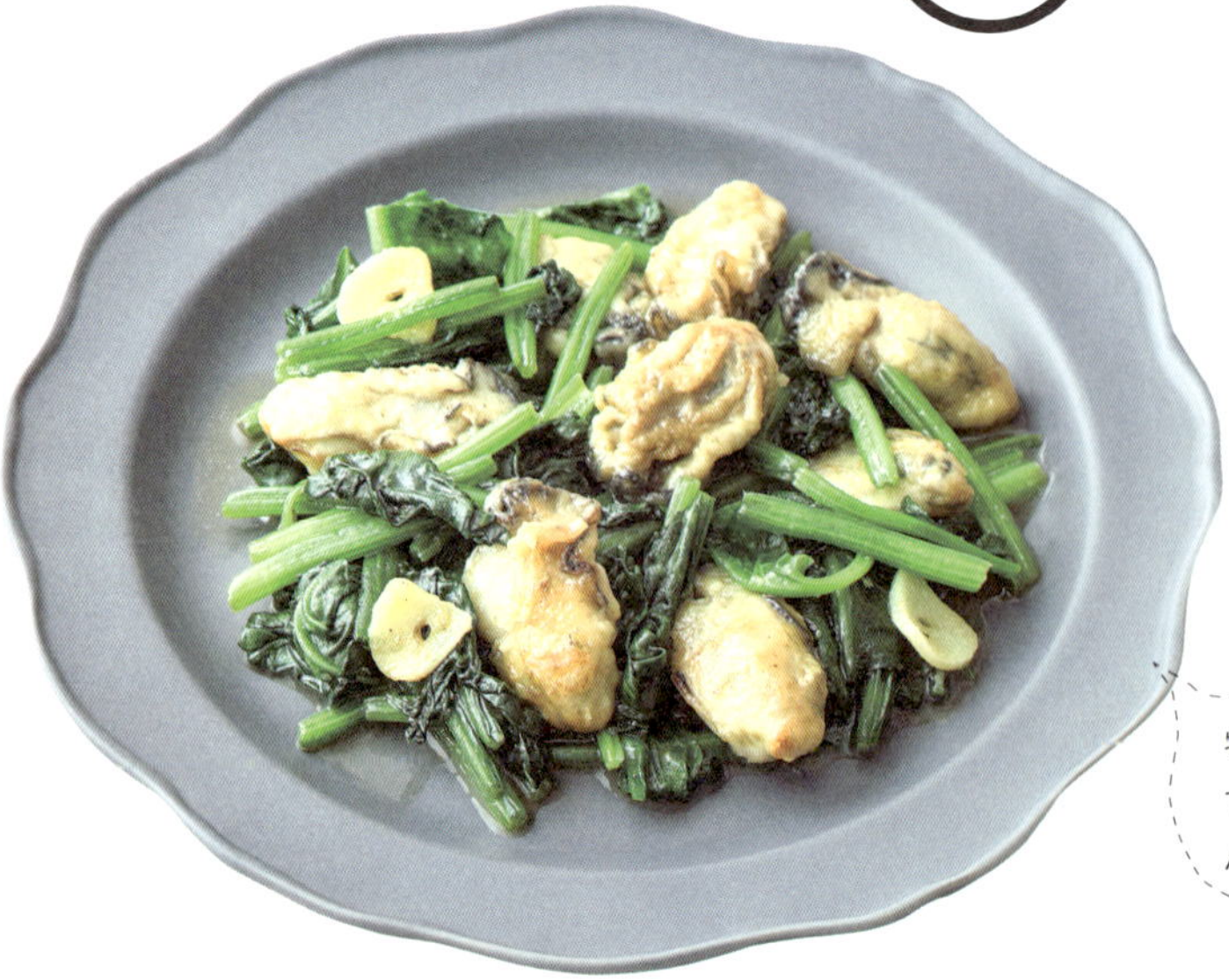

Point
牡蠣の臭みをにんにくで消し、旨味がほうれん草にしみた逸品！

牡蠣とほうれん草のソテー

材料（1人分）

冷凍牡蠣 …… 100g
ほうれん草 …… 100g
にんにく …… 1/2片
小麦粉 …… 小さじ2
オリーブオイル …… 小さじ2
しょうゆ …… 小さじ1

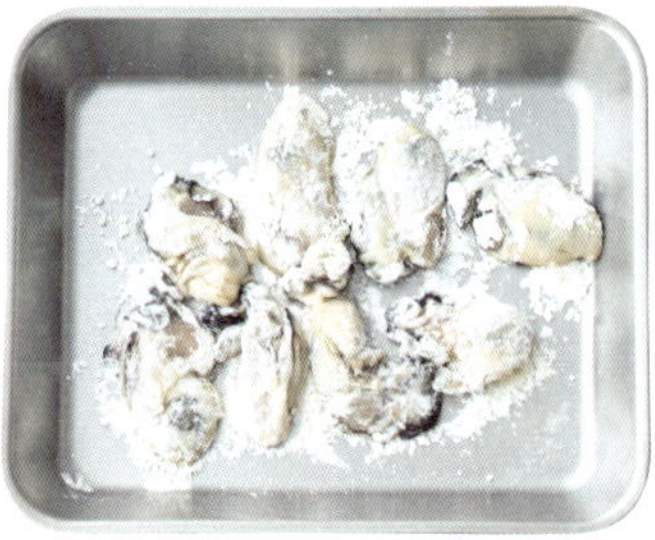

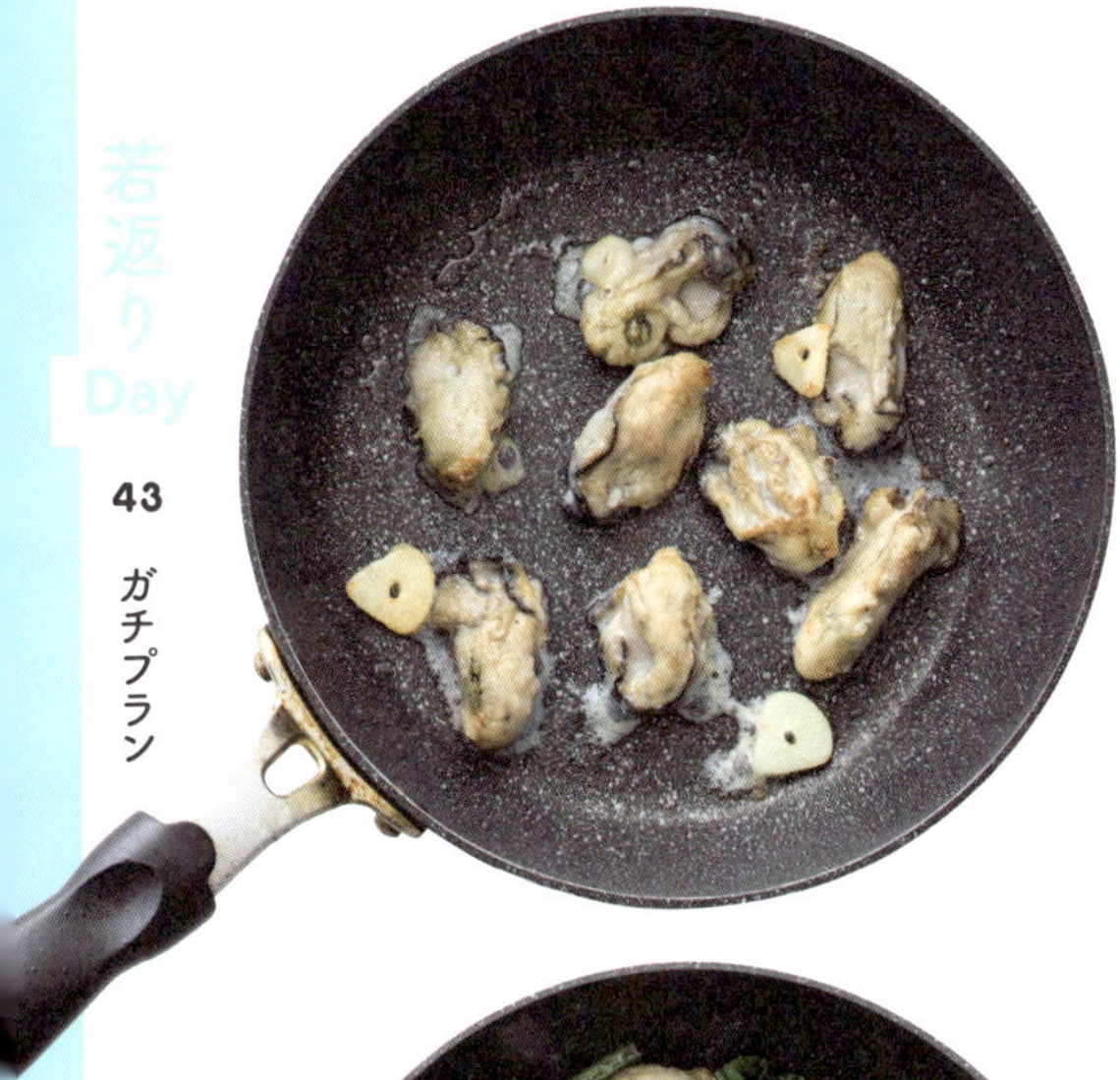

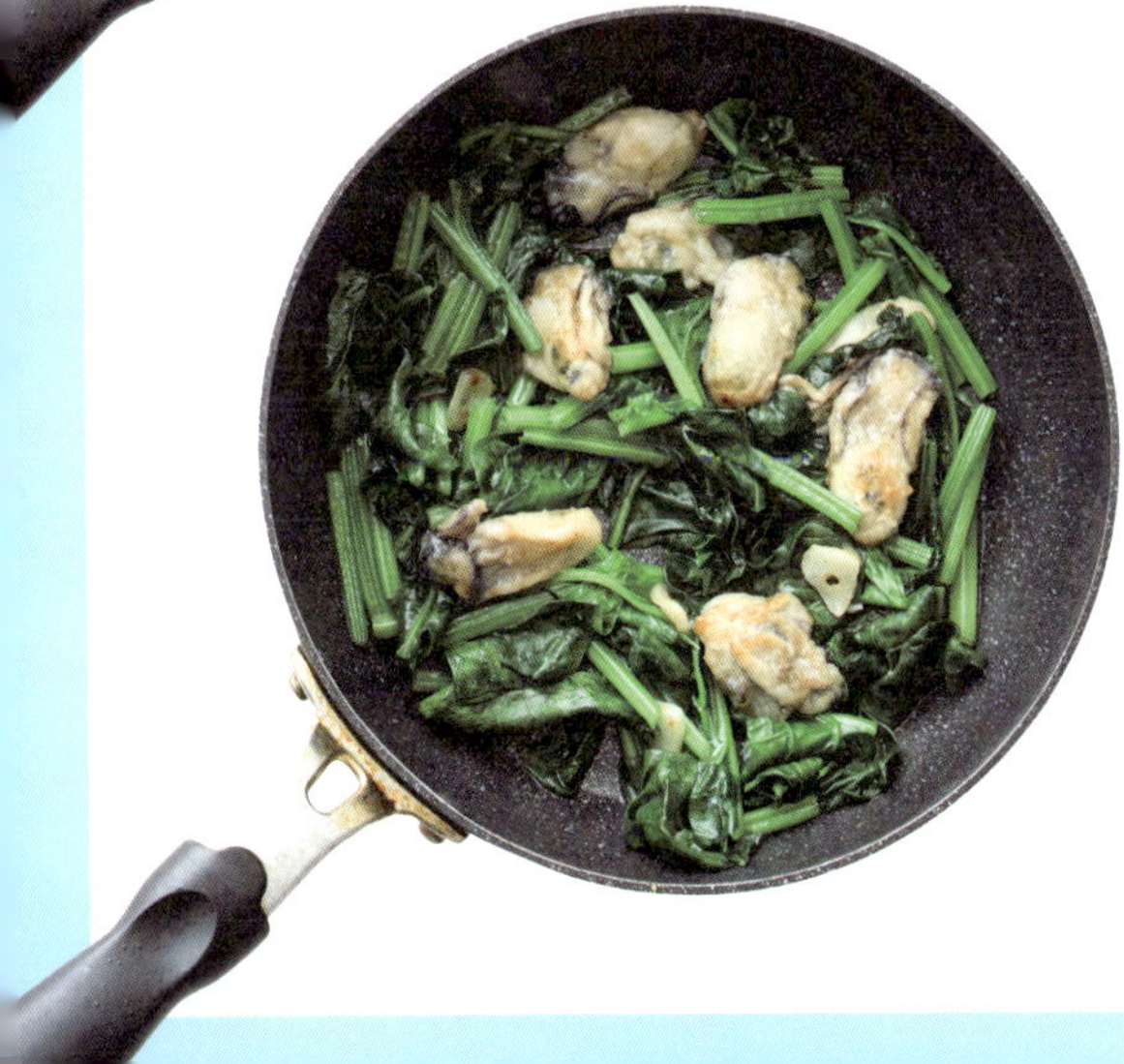

作り方

1. **ほうれん草**は4cm長さに切る。**にんにく**は薄切りにする。**牡蠣**は解凍して水気をふきとり、小麦粉を薄くまぶす。

2. フライパンにオリーブオイルを熱し、**にんにく**を香りが立つまで炒める。**牡蠣**を入れ、両面に焼き色がつくまで焼く。

3. ❷に**ほうれん草**を加えて炒め、しんなりしたらしょうゆを加えて炒める。

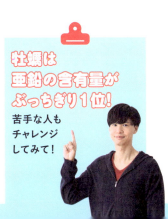

牡蠣は
亜鉛の含有量が
ぶっちぎり1位!
苦手な人も
チャレンジ
してみて!

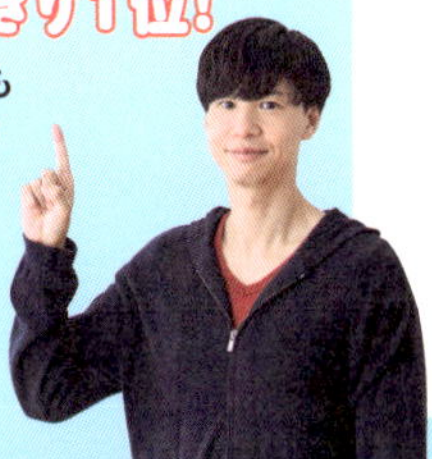

たんぱく質×クルクミン×ピペリン＝やせ体質

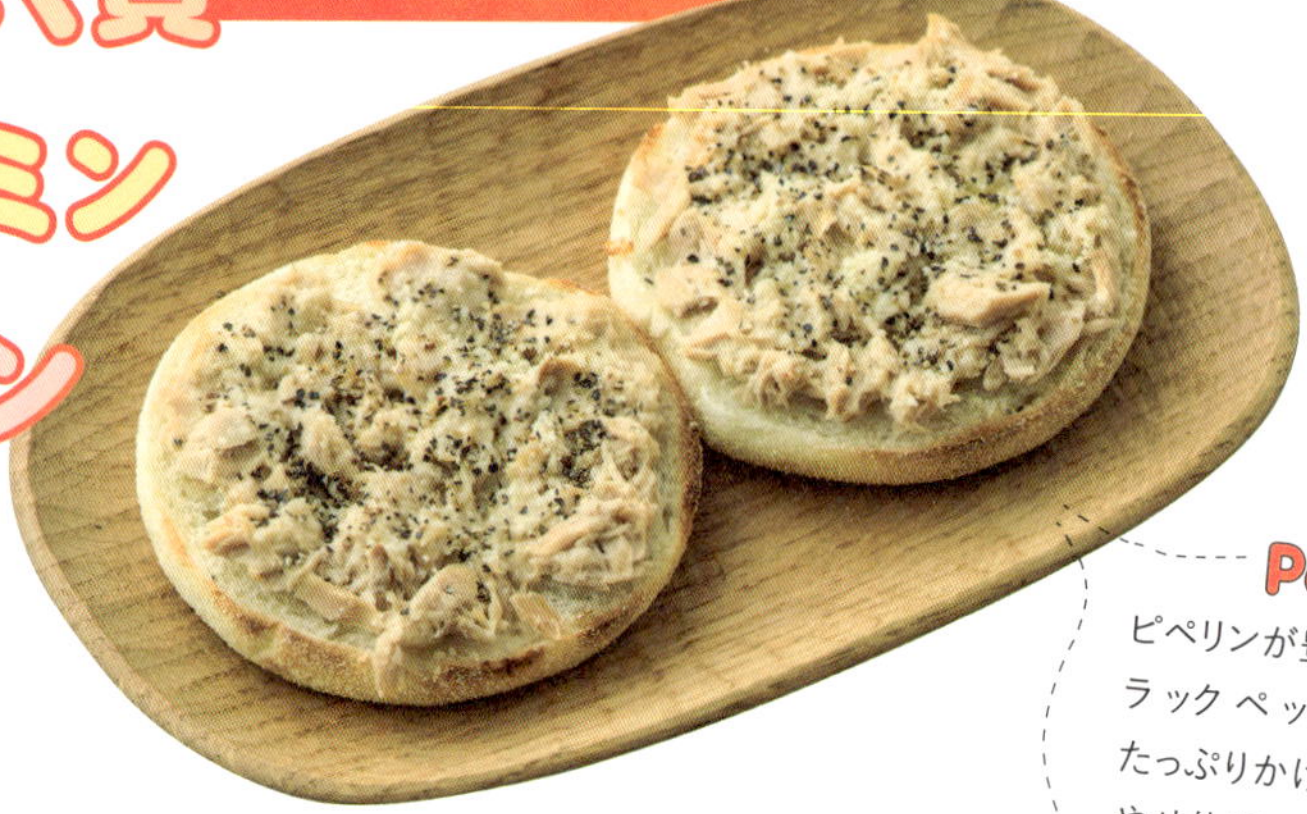

Point
ピペリンが豊富なブラックペッパーを、たっぷりかけるのが、やせ体質の決め手！

ターメリックスープ

材料（1人分）

冷凍シーフードミックス……100g
ハム……1枚
キャベツ……100g
たまねぎ……1/4個
オリーブオイル……小さじ1
ターメリック……小さじ1/4
A **顆粒コンソメ**……小さじ1
A **水**……200㎖

作り方

1. **シーフードミックス**は解凍し、キッチンペーパーで水気をよくふきとる。**ハム**、**キャベツ**は細切りにする。**たまねぎ**は薄切りにする。
2. 鍋にオリーブオイルを熱し、**ハム**、**キャベツ**、**たまねぎ**を入れて炒める。
3. **キャベツ**がしんなりしたら、**シーフードミックス**、ターメリックを加えて炒める。全体になじんだら、Aを加えて2〜3分煮る。

ツナマヨマフィン

材料（1人分）

イングリッシュマフィン……1個
ツナ缶（水煮・食塩不使用）……1缶
80%カロリーカットマヨネーズ……小さじ2
A **粉チーズ**……小さじ1
A **ブラックペッパー**……たっぷり

作り方

1. **ツナ**は汁気を切ってボウルに入れ、マヨネーズを加えて混ぜる。
2. **イングリッシュマフィン**は横半分にスライスし、1をのせてAをかける。
3. 2をオーブントースターで3〜4分焼く。

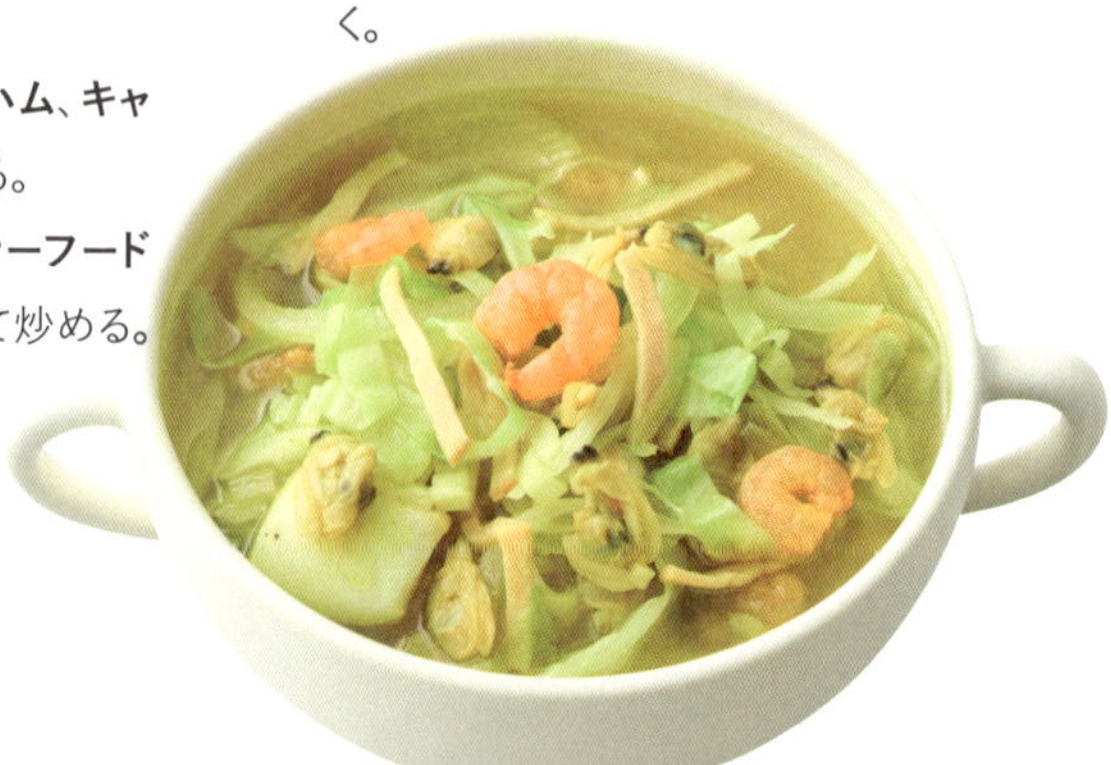

2日目・昼

カリウム×マグネシウム×クエン酸＝むくみ改善

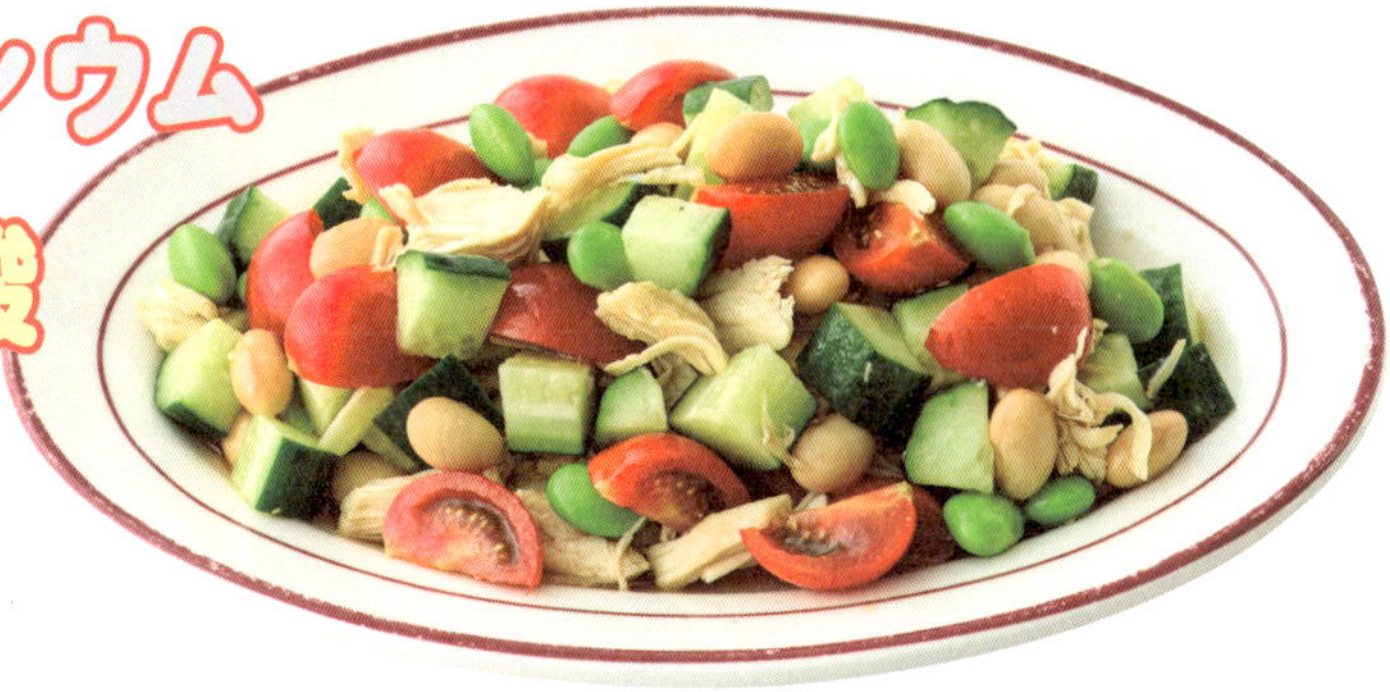

梅しらすあおさおにぎり

材料（1人分）

もち麦ごはん……100g
梅干し……1個
しらす……大さじ2
ごま……小さじ2
あおさ……0.5g

作り方

1. 梅干しは種を取って刻む。
2. ボウルに温かいもち麦ごはん、刻んだ梅干し、しらす、ごま、あおさを入れて混ぜ、三角ににぎる。

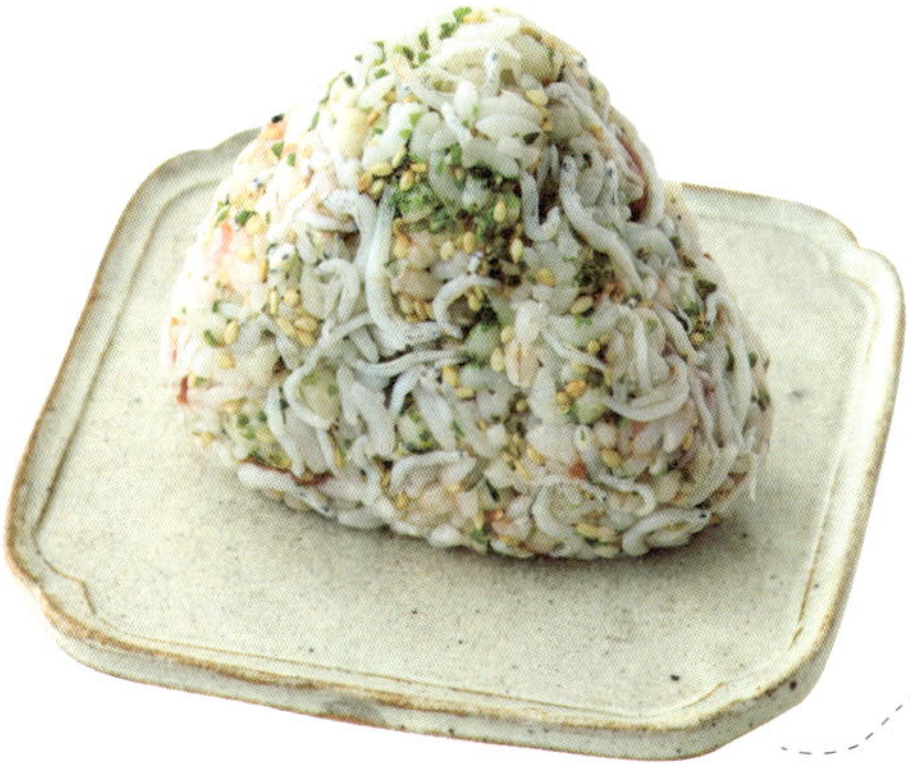

ささみと豆のサラダ

材料（1人分）

鶏ささみ……1本
冷凍枝豆……60g
蒸し大豆……20g
きゅうり……1/2本
ミニトマト……4個
酒……小さじ1
A
- レモン汁……大さじ1
- しょうゆ……小さじ1
- ごま油……小さじ1/2

作り方

1. 鶏ささみは筋を取り、耐熱容器に入れて酒を回しかける。ふんわりラップをしてレンジ（600W）で1分20秒加熱し、裂く。冷凍枝豆はさやから出す。きゅうりは角切り、ミニトマトは4等分に切る。
2. ボウルに鶏ささみ、冷凍枝豆、蒸し大豆、きゅうり、ミニトマト、Aを入れて混ぜる。

Point
もち麦ごはんは、市販のレトルトパックをレンジでチンすれば超ラクチン！

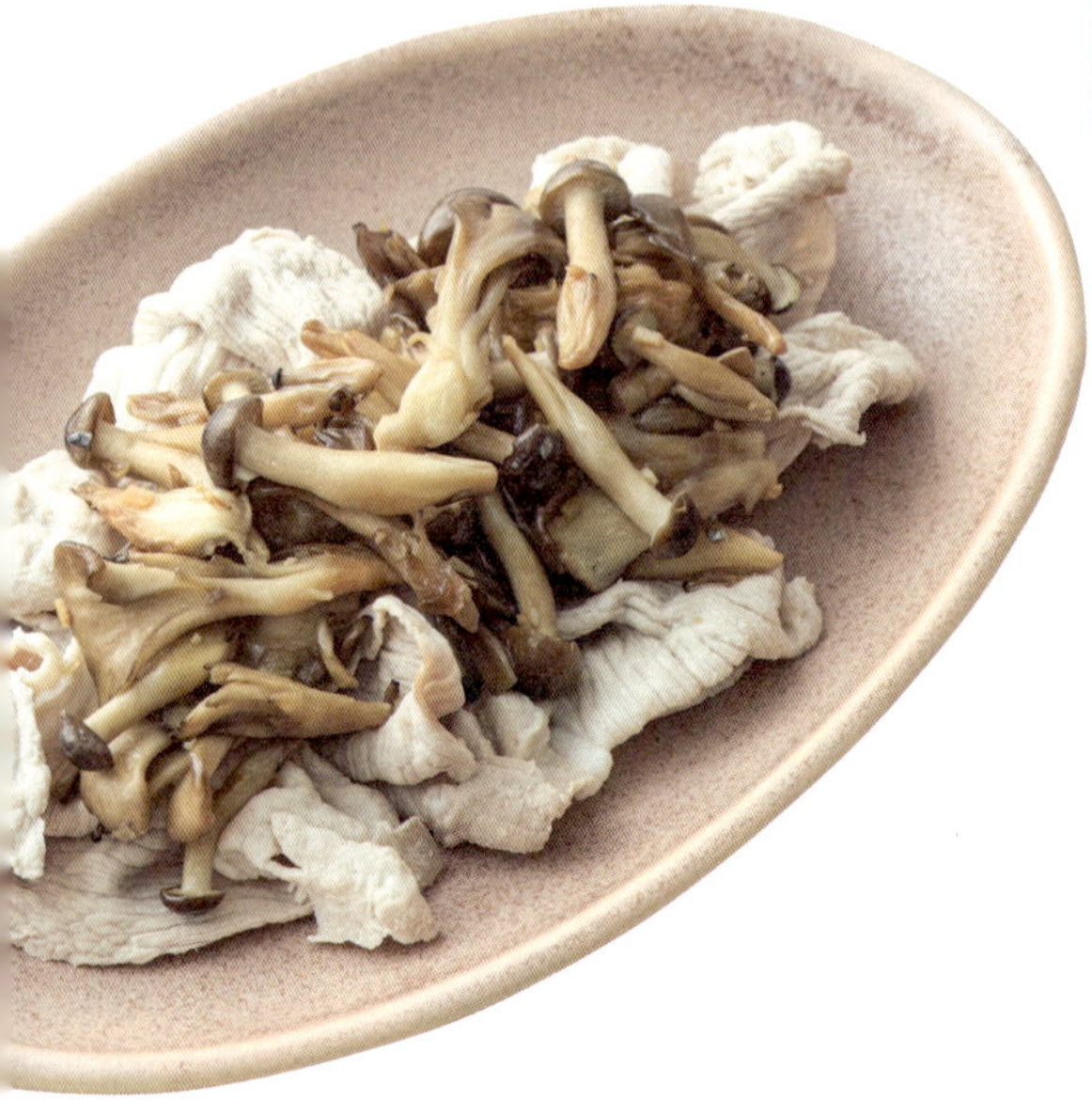

豚しゃぶたっぷりきのこがけ

材料（1人分）

※豚肉は常温に戻しておく。

豚もも薄切り肉 …… 100g
しめじ …… 1/2株（50g）
まいたけ …… 1/2パック（50g）
みじん切りにんにく …… 小さじ1
酒 …… 大さじ1
オリーブオイル …… 小さじ1
しょうゆ …… 小さじ1

作り方

1 鍋に酒を入れて湯（分量外）を沸かし、沸騰したら火を止める。**豚肉**を入れてゆで、白っぽくなったらざるにとって冷ます。**しめじ**、**まいたけ**は小房に分ける。

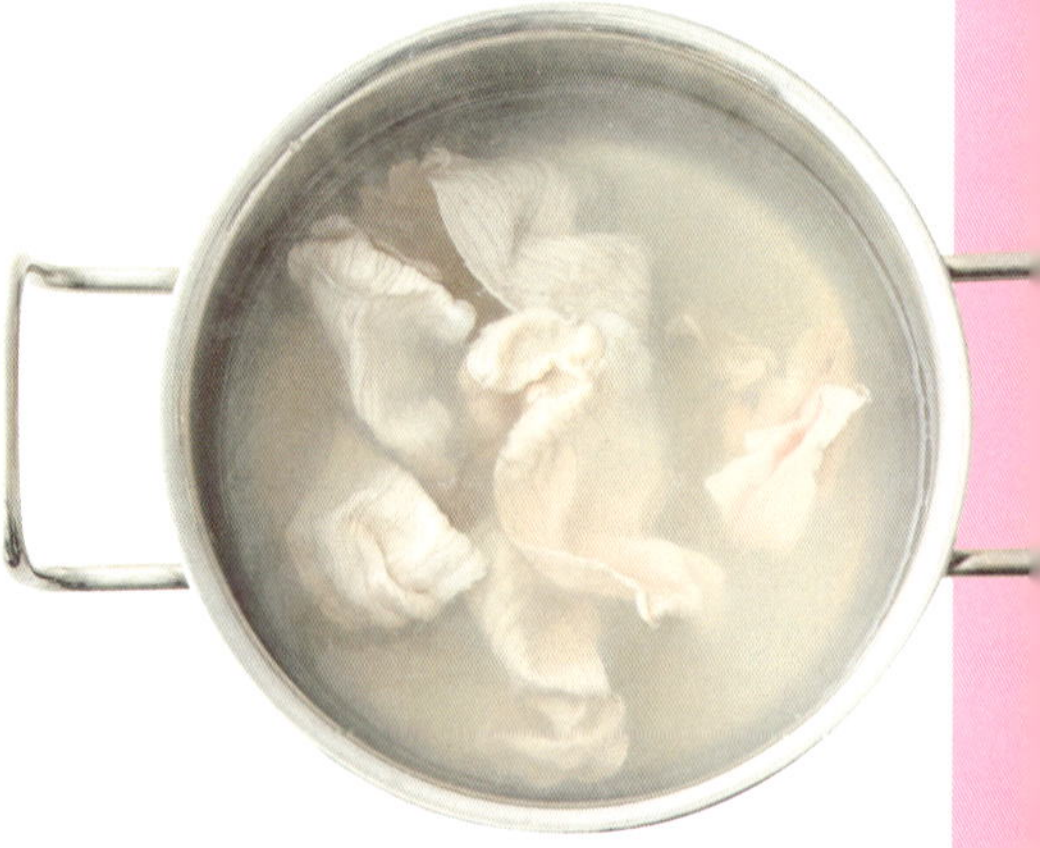

2 フライパンにオリーブオイルを熱し、**みじん切りにしたにんにく**を炒め、香りが立ったら**しめじ**、**まいたけ**を加えて焼き色がつくまでじっくり焼く。

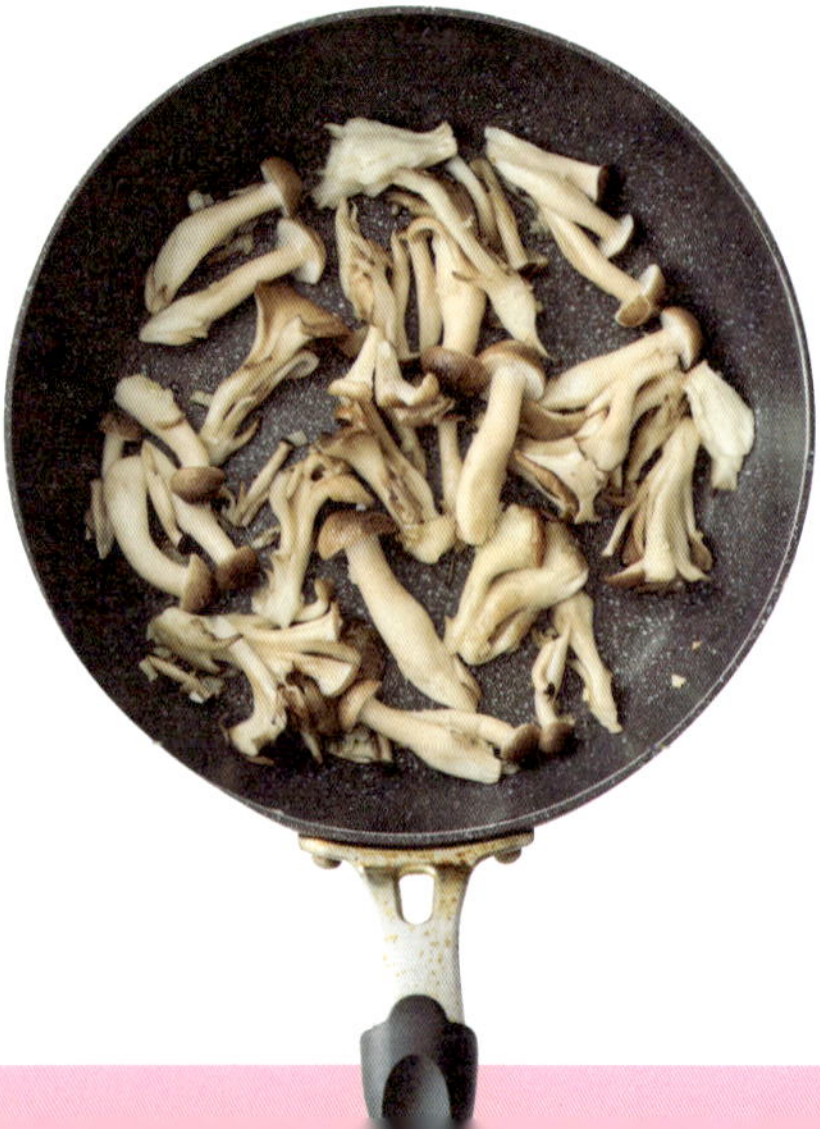

かぼちゃサラダ

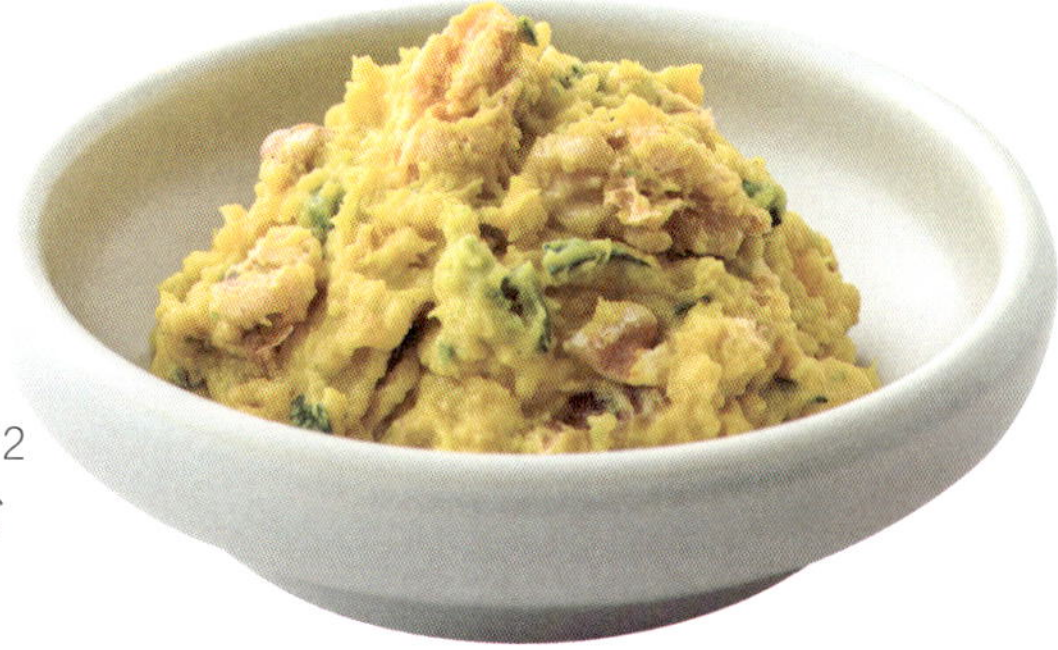

材料（1人分）

かぼちゃ …… 100g
くるみ（素焼き） …… 5粒
A **プレーンヨーグルト** …… 大さじ2
A **80%カロリーカットマヨネーズ** …… 小さじ1

作り方

1. **かぼちゃ**は種とワタを取って一口大に切り、耐熱容器に入れてふんわりラップをし、レンジ（600W）で3分加熱する。**くるみ**は粗く刻む。
2. **かぼちゃ**の粗熱が取れたらボウルに**かぼちゃ**を入れてつぶし、**くるみ**、**A**を加えて混ぜる。

Point
ボウルでかぼちゃをつぶすときには、かぼちゃはお好みの食感の粗さでOK！

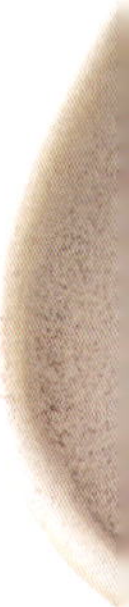

食物繊維
×
発酵食品
×
オメガ3脂肪酸
＝
腸活

腸活目的の掛け算が
ぽっこりお腹
解消に効く！

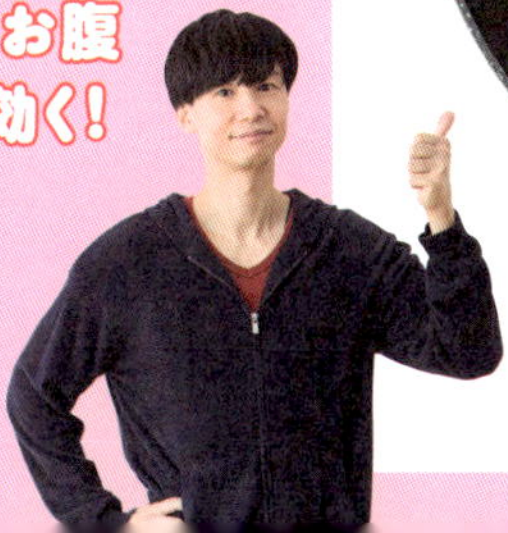

3. 2にしょうゆを加えて全体を炒める。器に冷ました**豚肉**を並べ、その上にのせる。

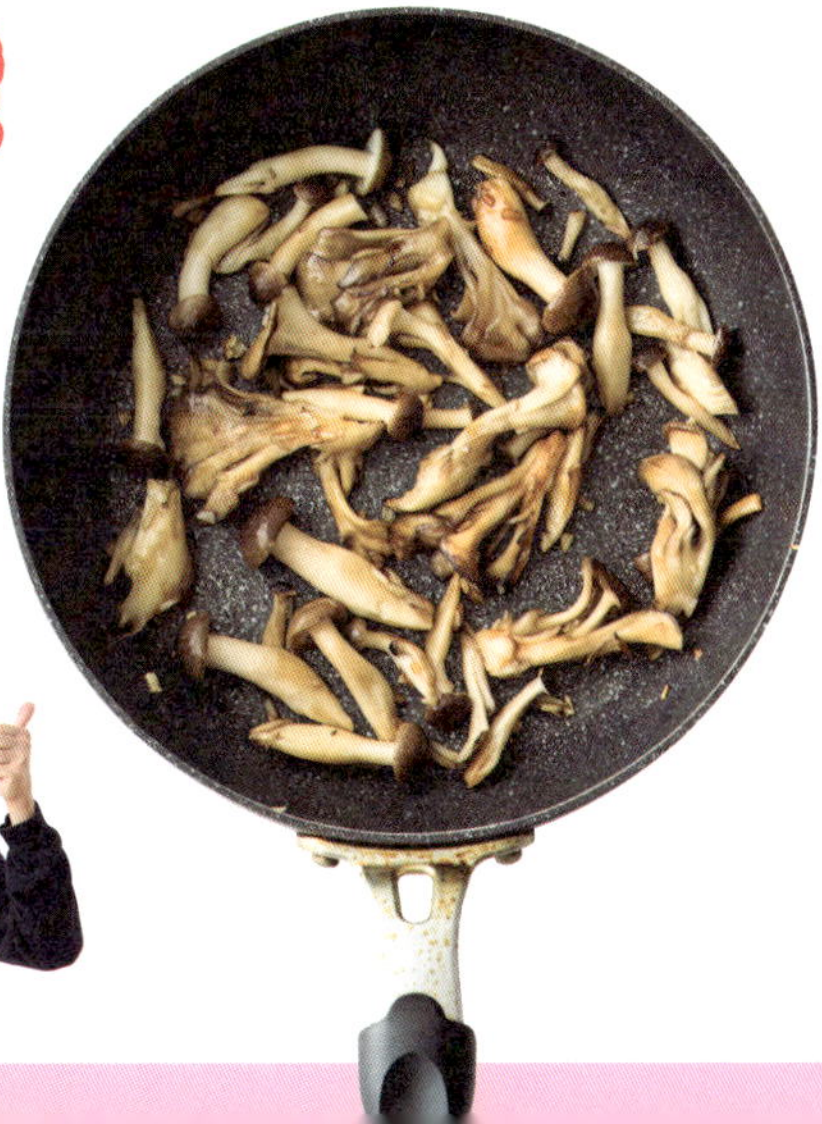

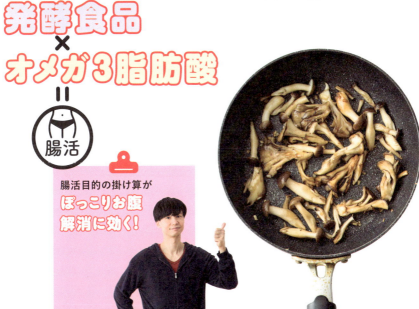

3日目・朝

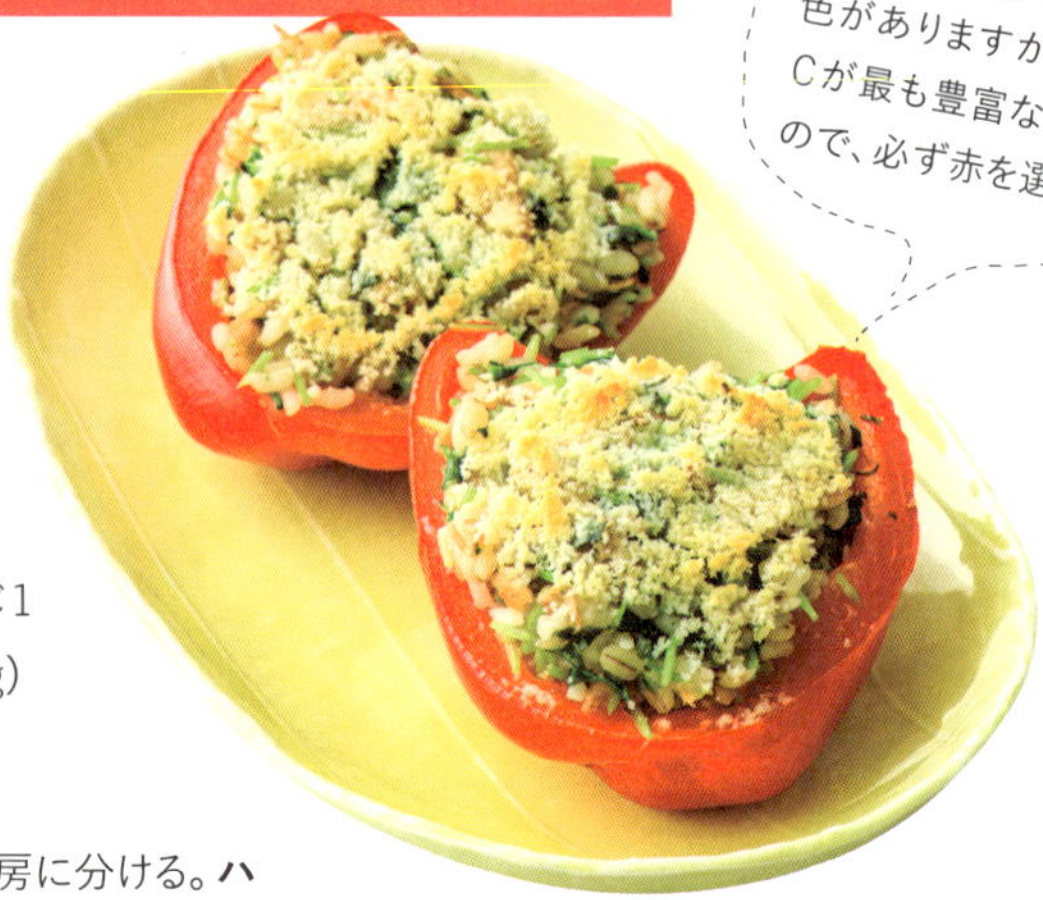

Point
パプリカにはいろいろな色がありますが、ビタミンCが最も豊富なのは赤なので、必ず赤を選んで！

ブロッコリーとハムのスープ

材料（1人分）

ブロッコリー …… 50g
ハム …… 2枚
水 …… 150㎖
顆粒コンソメ …… 小さじ1
粉ゼラチン …… 1袋（5g）

作り方

1. **ブロッコリー**は洗って小房に分ける。**ハム**は細切りにする。
2. 耐熱のカップに❶、水、コンソメを入れてレンジ（600W）で3分加熱する。
3. ゼラチンを加えてよく混ぜ、とろみをつける。

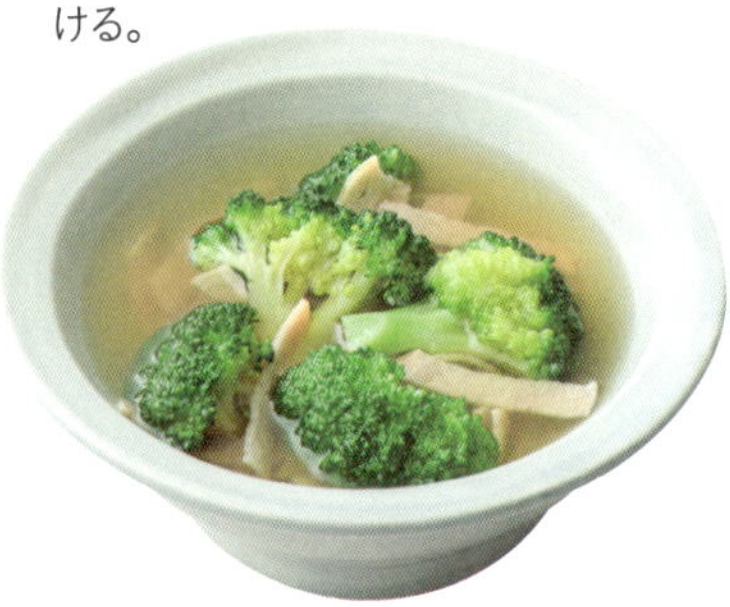

たんぱく質
×
ビタミンC
×
コラーゲン
＝
美肌

パプリカのライス詰め

材料（1人分）

もち麦ごはん …… 100g
パプリカ（赤） …… 1個
ツナ缶（水煮・食塩不使用） …… 1缶
豆苗 …… 1/2パック
粉チーズ …… 小さじ2
A **鶏がらスープの素** …… 小さじ1/4
A **しょうゆ** …… 小さじ1/2
A **オリーブオイル** …… 小さじ1/2

作り方

1. **パプリカ**は半分に切って種とワタを取り、耐熱容器に入れてふんわりラップをして、レンジ（600W）で2分加熱し、余分な水分をふきとる。**豆苗**は根を切り、細かく刻む。
2. ボウルに温かい**もち麦ごはん**、汁気を切った**ツナ**、**豆苗**を順に入れる。ふんわりラップをし、レンジ（600W）で2分加熱してから、Aを加えて混ぜる。
3. **パプリカ**に❷を詰め、粉チーズをふりかけてオーブントースターで5分焼く。

3日目・昼

※もち麦ごはんの量は、ごはん茶碗に軽めの一杯（100〜150gを目安に）

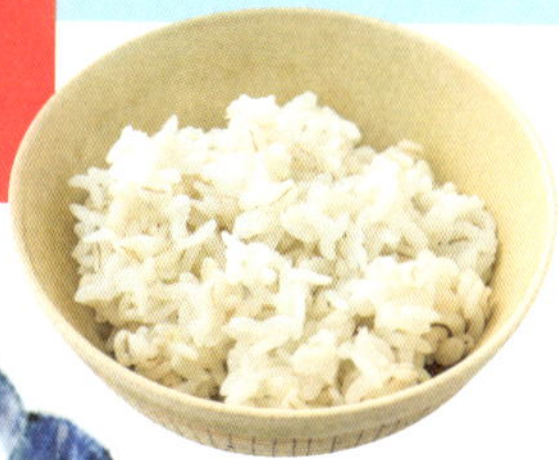

もち麦ごはん

豆腐ときくらげの卵炒め

材料（1人分）

木綿豆腐 …… 150g
卵 …… 1個
乾燥きくらげ …… 5g
ごま油 …… 小さじ1
A **塩** …… 少々
A **こしょう** …… 少々
B **鶏がらスープの素** …… 小さじ1
B **しょうゆ** …… 小さじ1/3

作り方

1. **木綿豆腐**はキッチンペーパーで包み、耐熱容器に入れて1分加熱し、食べやすい大きさに切る。**乾燥きくらげ**はぬるま湯で戻し、石づきを取って一口大に切る。**卵**はボウルに割り入れ、Aを加えて溶く。
2. フライパンにごま油を熱し、**卵**を流し入れて大きくかき混ぜ、半熟で火を止めて器に取り出す。
3. 同じフライパンに**豆腐**を入れて焼く。軽く焼き色がついたら、**きくらげ**を加えてさっと炒め、Bを加えて炒める。
4. 3に**卵**を戻し入れて、全体を軽く混ぜ合わせる。

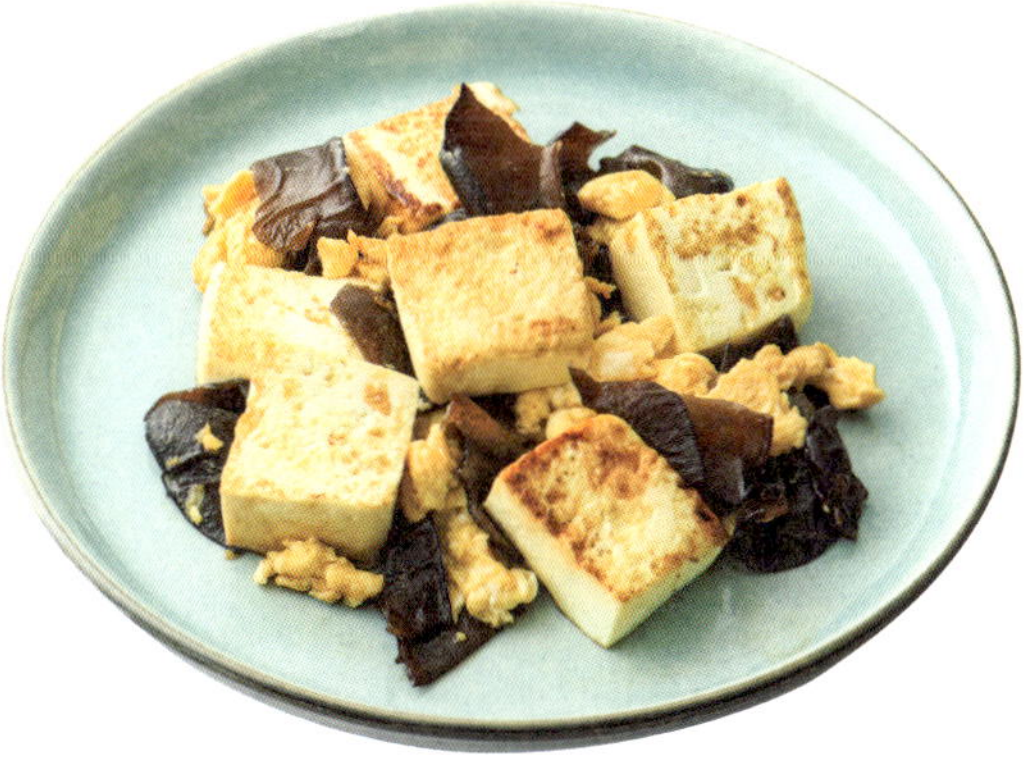

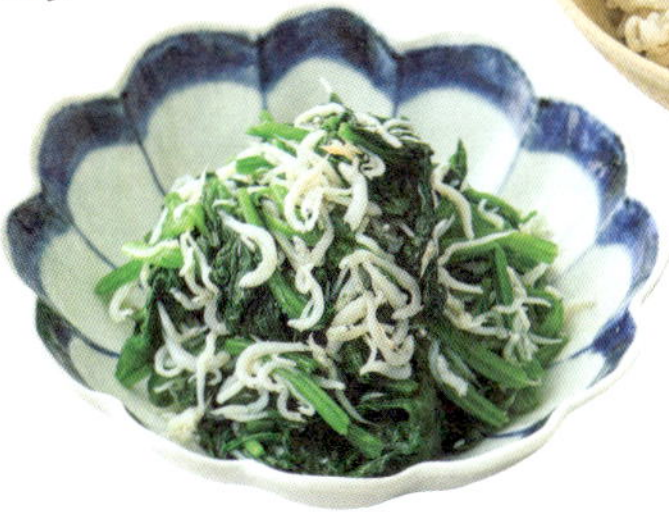

ほうれん草としらすのさっぱり和え

材料（1人分）

ほうれん草 …… 100g
しらす …… 大さじ3
めんつゆ（3倍濃縮） …… 小さじ1

作り方

1. **ほうれん草**は根元を切り、3cm長さに切る。
2. 耐熱容器に**ほうれん草**を入れてふんわりラップをしてレンジ（600W）で2分30秒加熱し、水にさらして水気をしぼる。
3. ボウルに、**ほうれん草**、**しらす**、めんつゆを入れて和える。

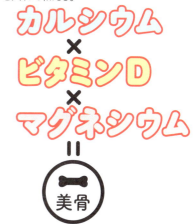

カルシウム
×
ビタミンD
×
マグネシウム
＝
美骨

ビタミンA
×
ビタミンE
×
亜鉛
=
アンチエイジング

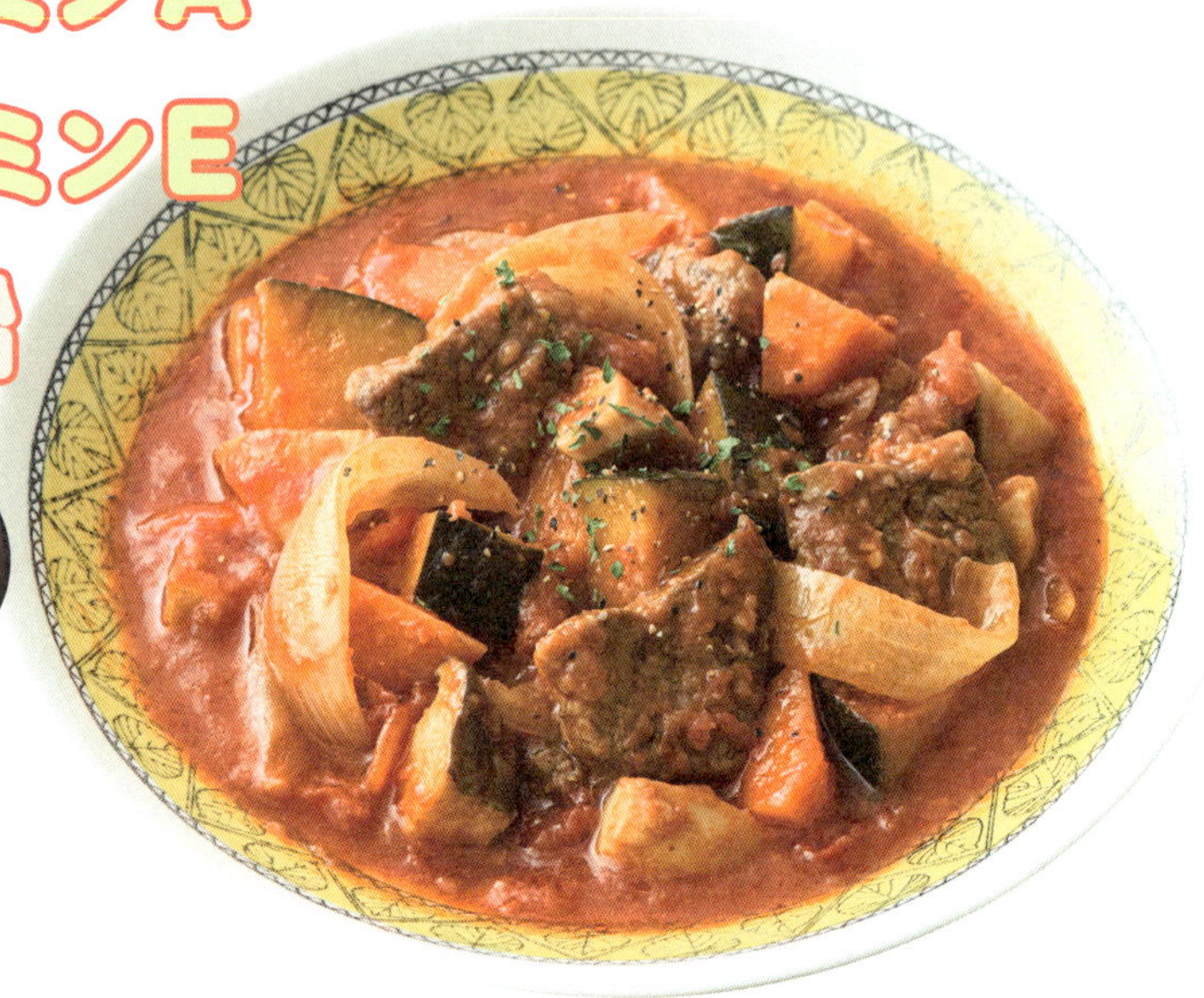

牛肉のトマト煮込み

材料（1人分）

※牛肉は常温に戻しておく。
牛肩ロースステーキ肉 …… 100g
にんじん …… 50g
たまねぎ …… 1/4個
エリンギ …… 中1本（50g）
かぼちゃ …… 50g
みじん切りにんにく …… 小さじ1/2
小麦粉 …… 小さじ2
オリーブオイル …… 大さじ1
カットトマト缶 …… 1/2缶
塩 …… 1g
ブラックペッパー …… 少々
乾燥パセリ …… 少々

若々しくやせるなら
牛肩ロースを選べ！

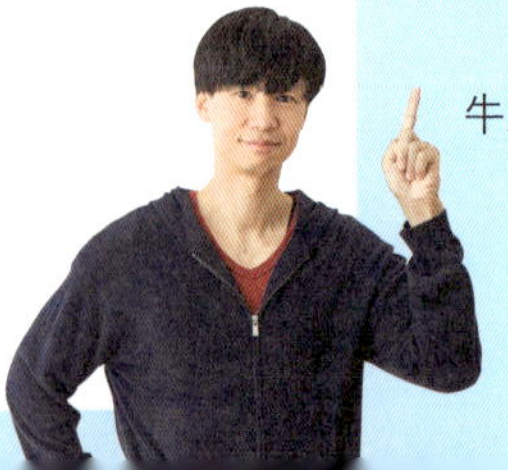

牛肩ロースは牛肉の中でも高たんぱく&脂質控えめで亜鉛も豊富！
牡蠣が苦手な人は牛肩ロースに大注目!!

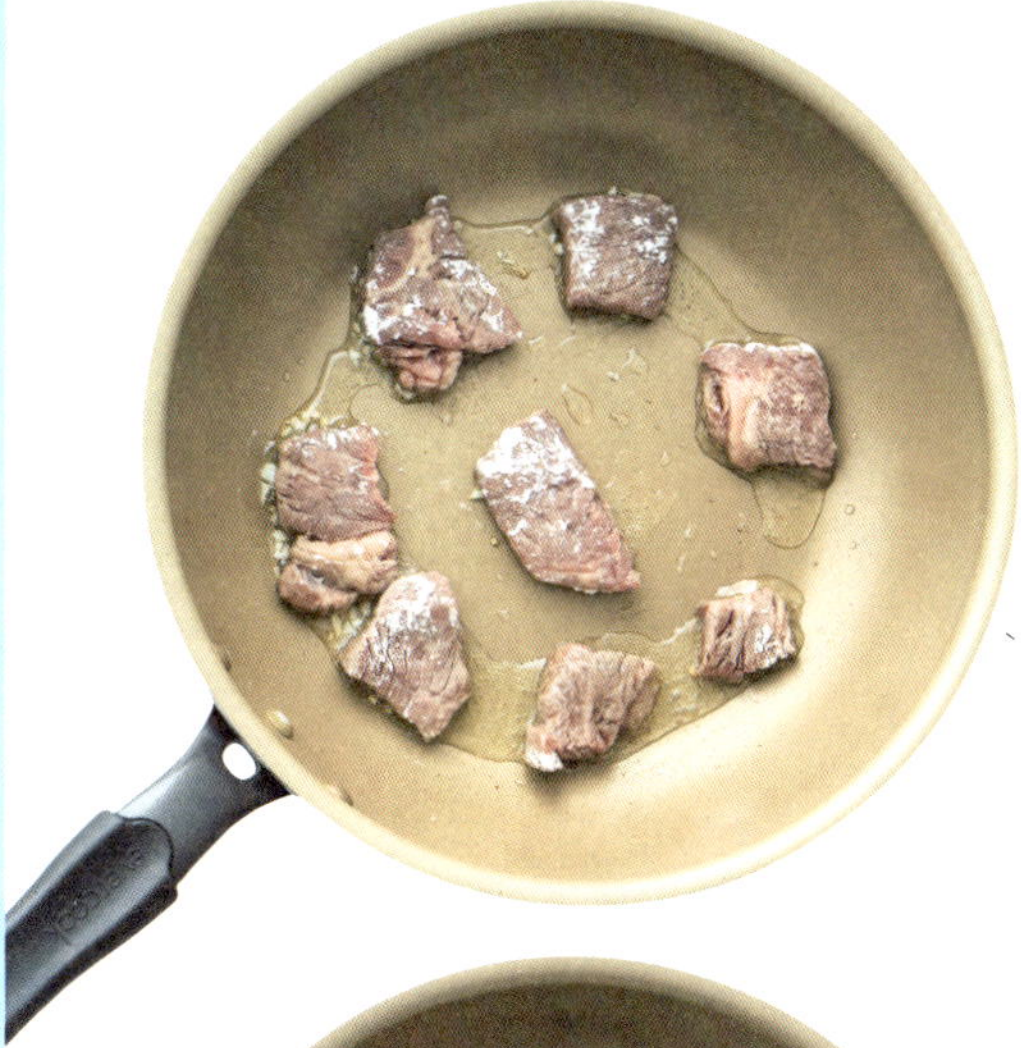

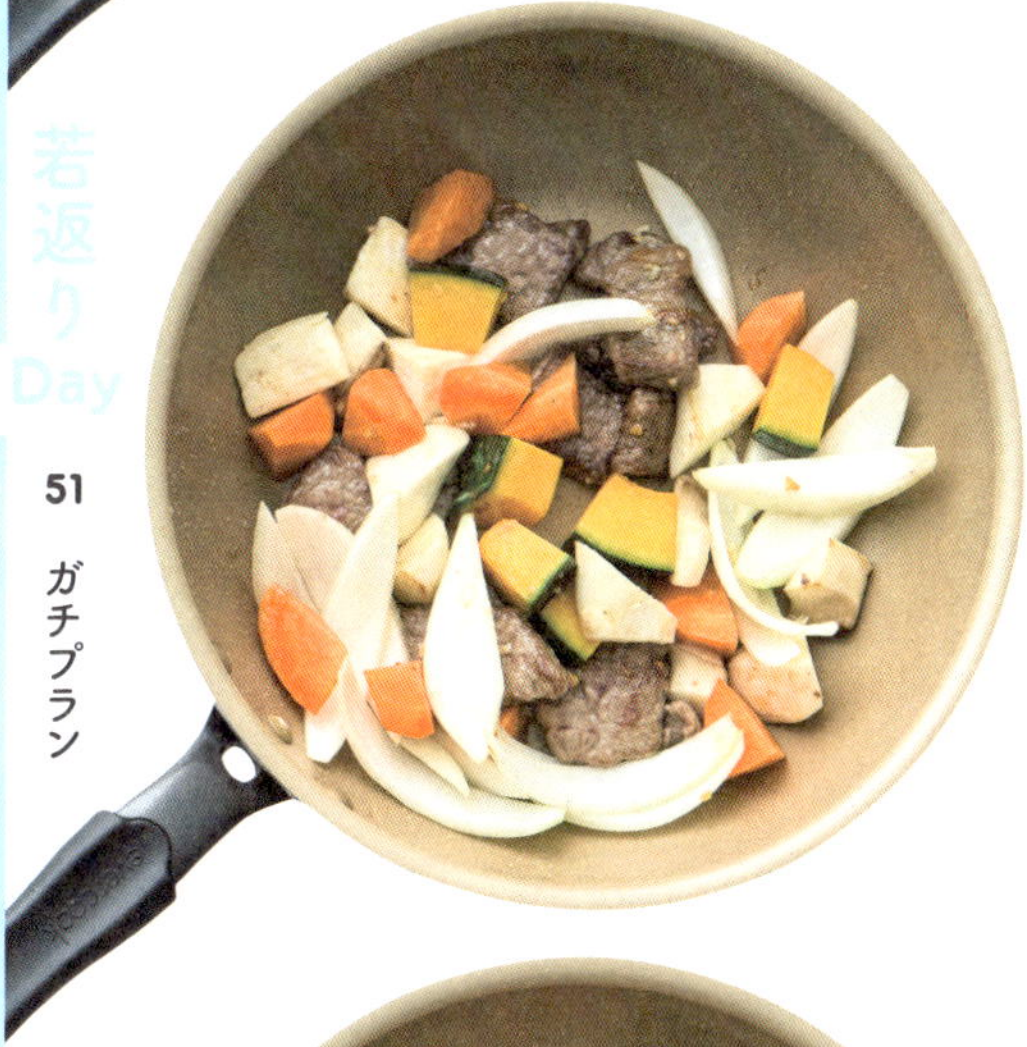

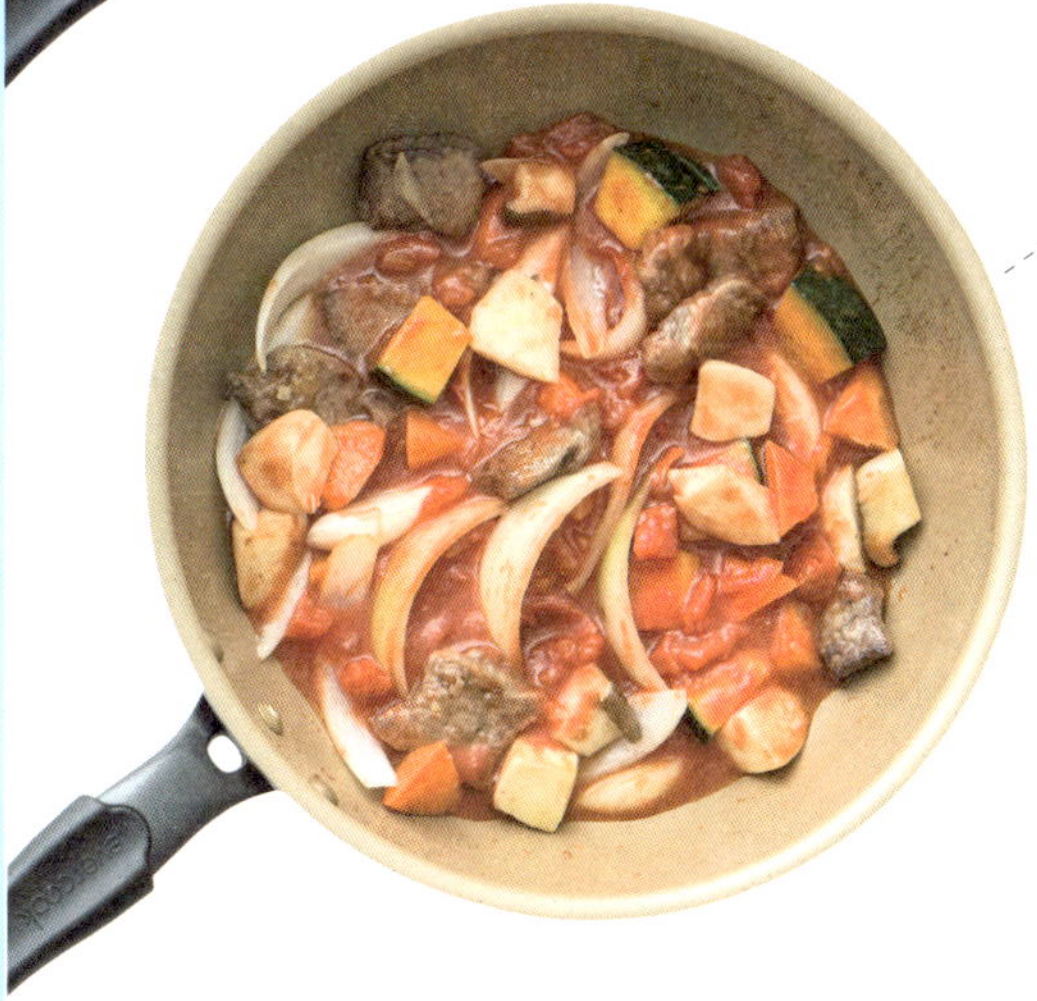

作り方

1. **牛肉**は食べやすい大きさに切り、小麦粉を薄くまぶす。**にんじん**は小さめの乱切り、**たまねぎ**はくし形切り、**エリンギ**は乱切り、**かぼちゃ**は小さめの一口大に切る。

2. フライパンにオリーブオイルを熱して、**にんにく**を炒める。香りが立ったら、**牛肉**を加えて両面に軽く焼き色がつくまで焼く。

3. ❷に、**にんじん**、**たまねぎ**、**エリンギ**、**かぼちゃ**を加えて炒める。

4. ❸に**トマト缶**、塩を加えて蓋をして弱火で10分煮る。

5. 器に盛って、ブラックペッパー、乾燥パセリをふる。

たんぱく質×クルクミン×ピペリン＝やせ体質

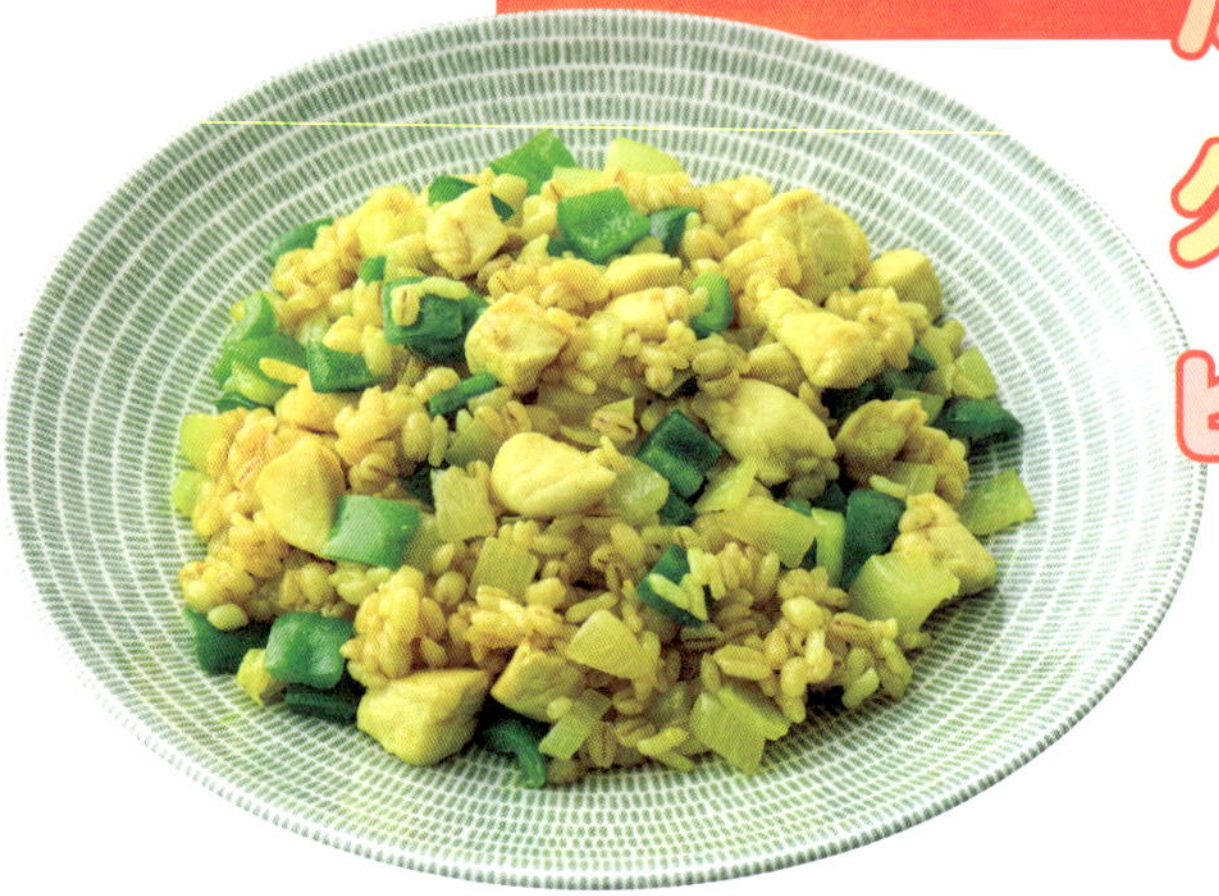

ターメリックチャーハン

材料（1人分）

- もち麦ごはん …… 100g
- 鶏ささみ …… 2本
- ピーマン …… 1個
- たまねぎ …… 1/4個
- オリーブオイル …… 小さじ1
- A
  - 鶏がらスープの素 …… 小さじ1
  - ターメリック …… 小さじ1/2

作り方

1. **鶏ささみ**は筋を取る。**ピーマン**はヘタと種を取る。**鶏ささみ**、**ピーマン**、**たまねぎ**は1cm角に切る。
2. フライパンにオリーブオイルを熱し❶を炒め、**鶏ささみ**が白っぽくなったらAを加えて炒める。
3. **ごはん**を加えて、全体が黄色っぽく色づくまで炒める。

まるごとトマトスープ

材料（1人分）

- トマト …… 1個
- A
  - 水 …… 100㎖
  - 白だし …… 小さじ2
  - オリーブオイル …… 小さじ1/2
- B
  - 粉チーズ …… 小さじ1/2
  - 乾燥パセリ …… 少々
  - ブラックペッパー …… たっぷり

作り方

1. **トマト**はヘタを取り、ヘタの反対側に十字に切り込みを入れる。
2. 耐熱のカップなどに❶、Aを入れてふんわりラップをしてレンジ（600W）で3分加熱する。
3. レンジから取り出して、❷にBをかける。

Point

スープで丸ごと食べるので、栄養素を余すことなく摂取できる！

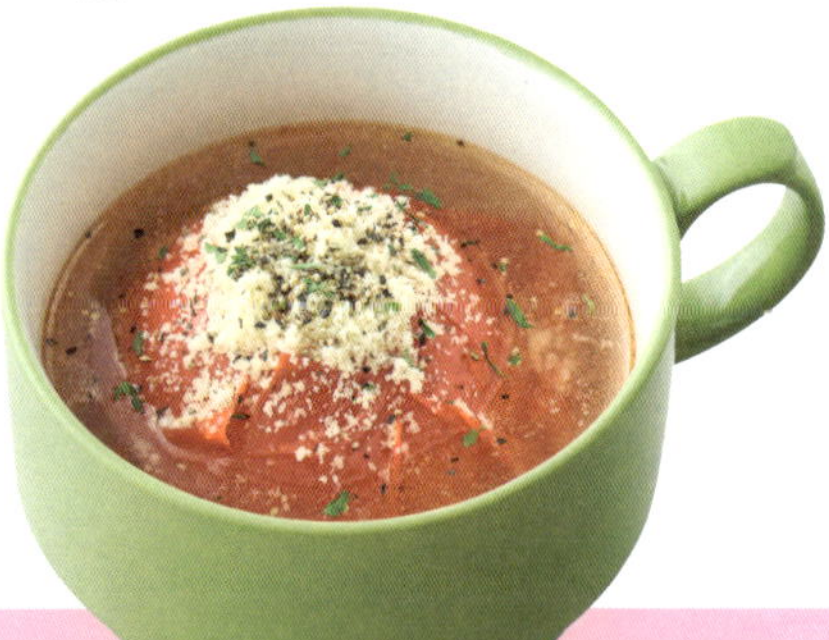

カリウム×マグネシウム×クエン酸 ＝ むくみ改善

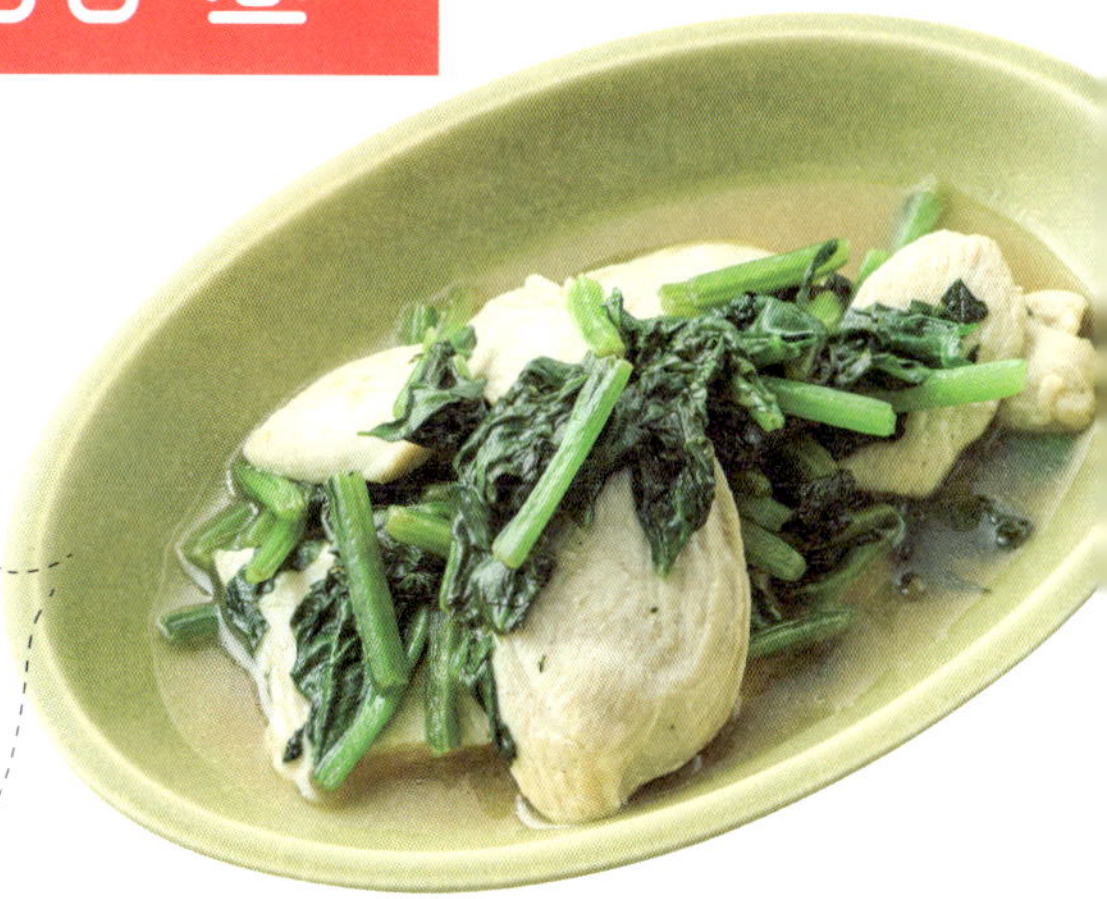

Point
このメニューは、“汁ごと食べる”とむくみ改善効果がアップします!!

さつまいものレモン煮

材料（1人分）

さつまいも …… 120g
アーモンド（素焼き） …… 10粒
水 …… 100㎖
砂糖 …… 小さじ2
レモン汁 …… 大さじ1

作り方

1. **さつまいも**は1cm幅の輪切りにし、水にさらして水気を切る。**アーモンド**は粗く刻む。
2. 鍋に**さつまいも**、水、砂糖を入れて火にかける。ひと煮立ちしたら、蓋をして弱火で10分煮る。
3. ❷にレモン汁、**アーモンド**を加えて煮汁がなくなるまで煮る。

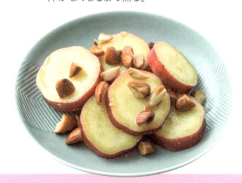

鶏とほうれん草のソテー

材料（1人分）

鶏むね肉（皮なし） …… 100g
ほうれん草 …… 100g
酒 …… 小さじ1
オリーブオイル …… 小さじ1
A **鶏がらスープの素** …… 小さじ1
A **レモン汁** …… 大さじ1
A **こしょう** …… たっぷり

作り方

1. **鶏むね肉**はそぎ切りにし、酒をふる。**ほうれん草**は根元を落とし、3cm幅に切る。
2. フライパンにオリーブオイルを熱し、**鶏むね肉**を両面焼く。火が通ったら**ほうれん草**を加えて炒める。
3. **ほうれん草**がしんなりしたら、**A**を加えて炒める。

「さつまいものレモン煮」は
めちゃおいしい!
イチオシです!!

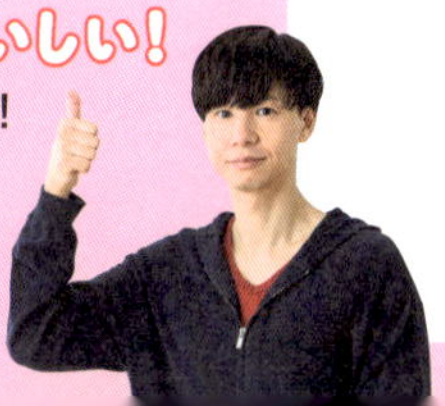

4日目・夜

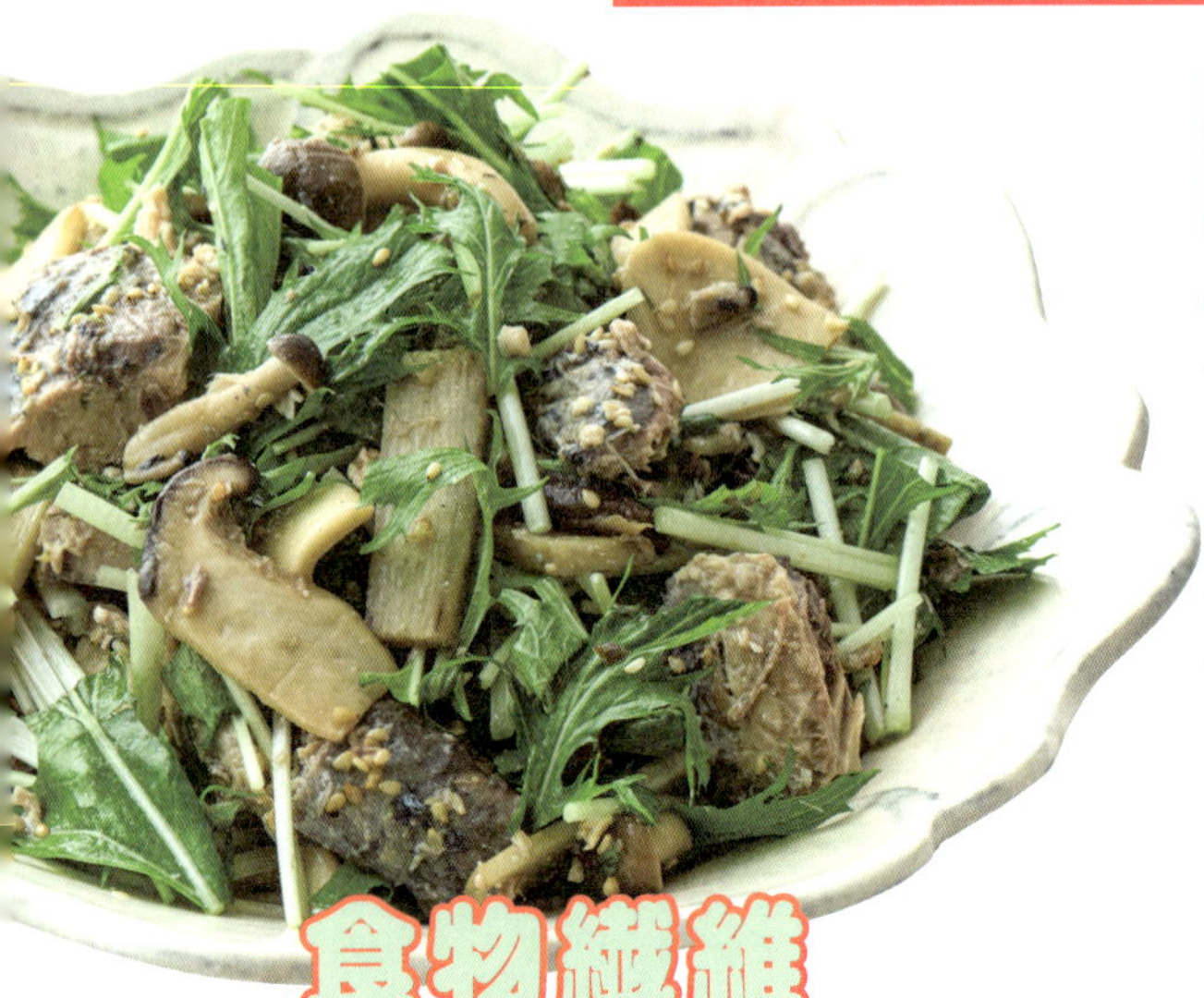

ごぼうときのこのサバ水菜サラダ

材料（1人分）

- サバ水煮缶 …… 100g
- ごぼう …… 50g
- しめじ …… 1/2株（50g）
- エリンギ …… 中1本（50g）
- 水菜 …… 50g
- オリーブオイル …… 小さじ1
- A しょうゆ …… 小さじ1
- A 酢 …… 小さじ1
- A 砂糖 …… 小さじ1/2
- ごま …… 小さじ2

食物繊維
×
発酵食品
×
オメガ3脂肪酸
＝

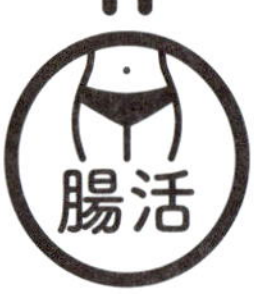

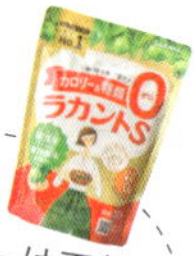

Point
糖質ゼロシュガーは天然の甘味料で、糖質が少なくカロリーも"0"！ ダイエットの心強い味方です。

くるみヨーグルト

材料（1人分）

- プレーンヨーグルト …… 70g
- くるみ（素焼き） …… 2粒
- 糖質ゼロシュガー …… 小さじ1

作り方

1. 器に**ヨーグルト**を盛り、糖質ゼロシュガーを入れて混ぜる。
2. 1に**くるみ**をのせる。

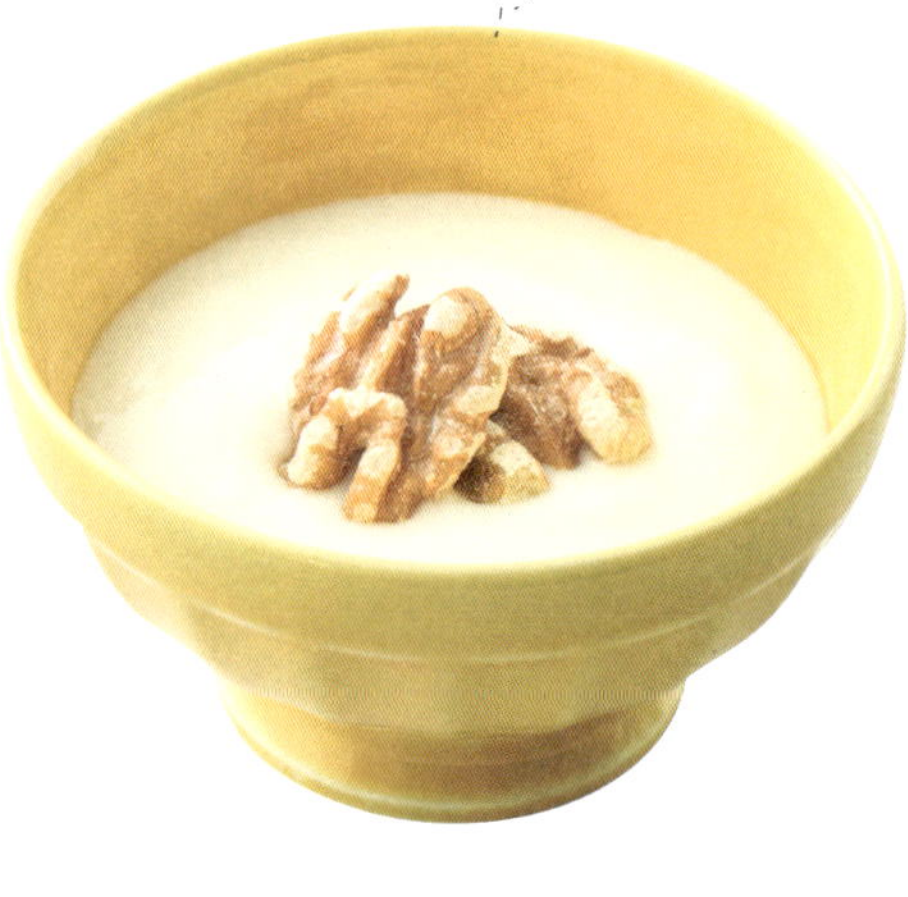

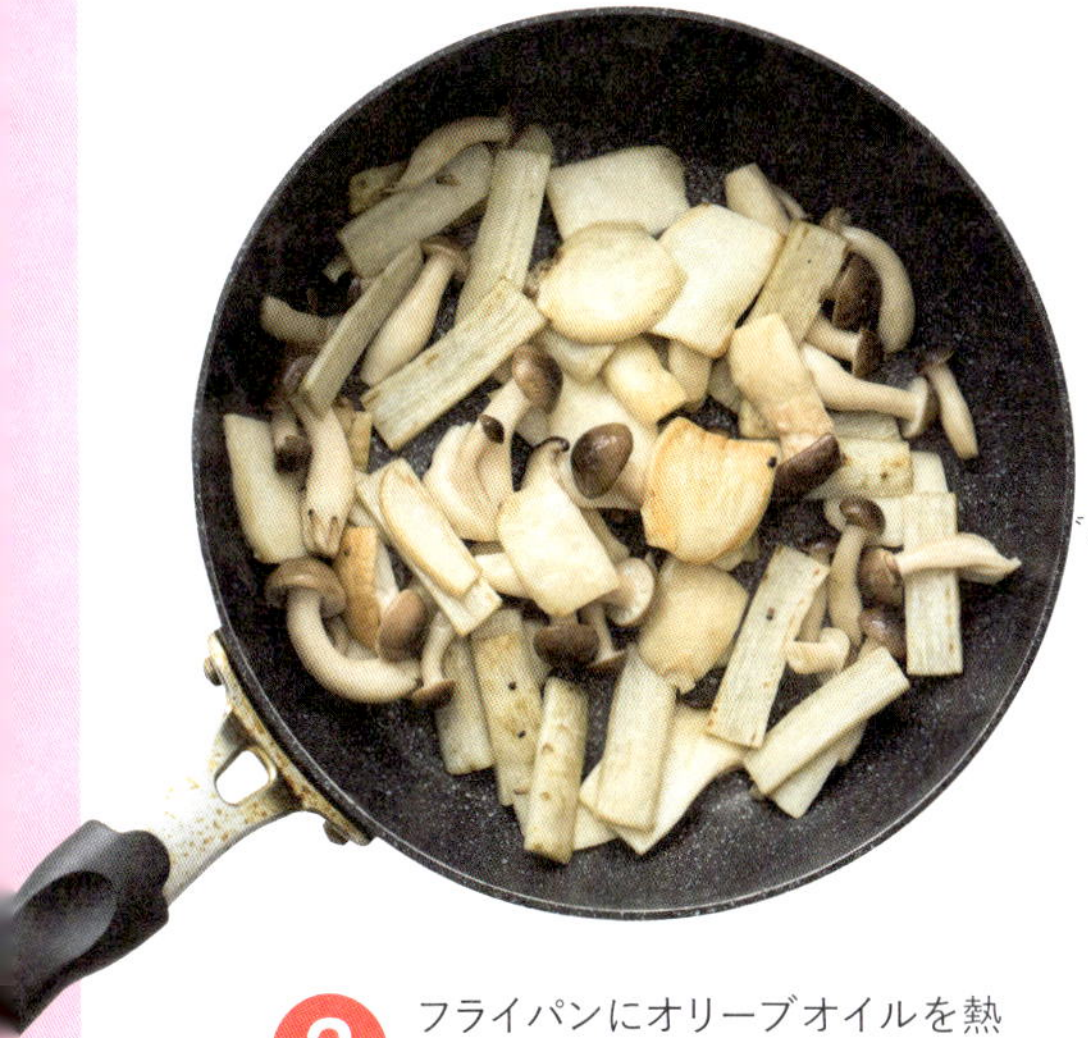

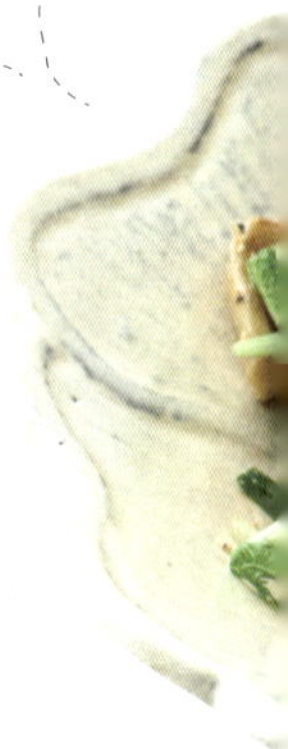

Point

サバに含まれない食物繊維をごぼうときのこが補って最強の一品に！

Point

ごぼう、エリンギは、同じような大きさになるように切ると火の通りが均等に！

作り方

1 **ごぼう**は皮をこそげて短冊切りにし、水にさらして水気を切る。**しめじ**は小房に分け、**エリンギ**は薄切りにし、**水菜**は4cm長さに切る。

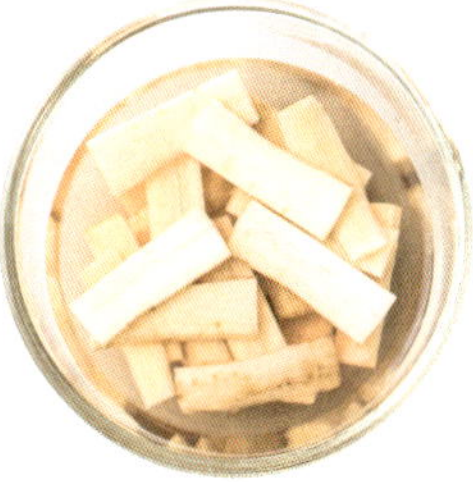

2 フライパンにオリーブオイルを熱し、**ごぼう**、**しめじ**、**エリンギ**を炒める。こんがり焼き色がついたら**A**を加えて炒める。

3 ボウルに**水菜**、汁気を切った**サバ**、**2**、ごまを入れて混ぜる。

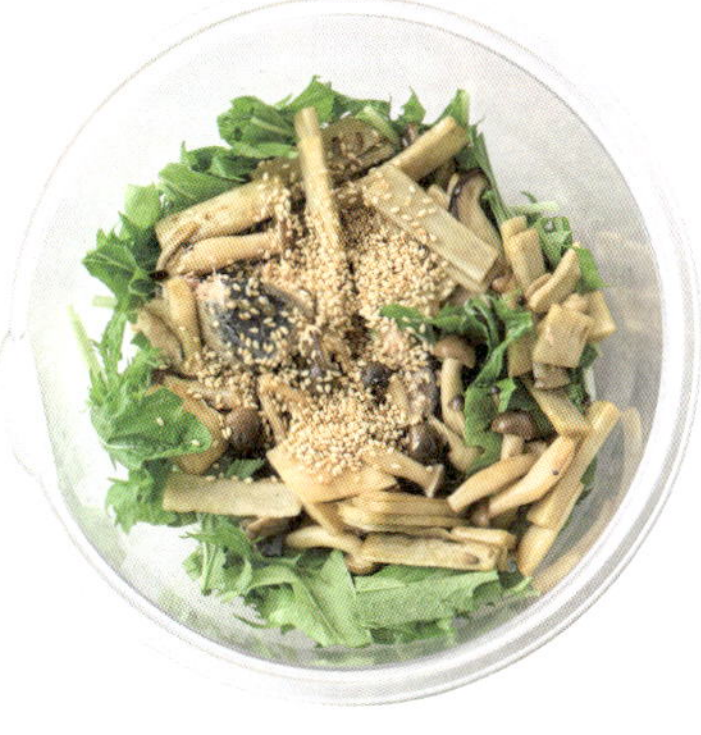

ごぼうやきのこは
食物繊維が豊富。
発酵食品のヨーグルト
との掛け算で
ぽっこりお腹解消!!

さらに、良質な脂質の宝庫である
サバ缶との掛け算で、やせ効果が最大に！

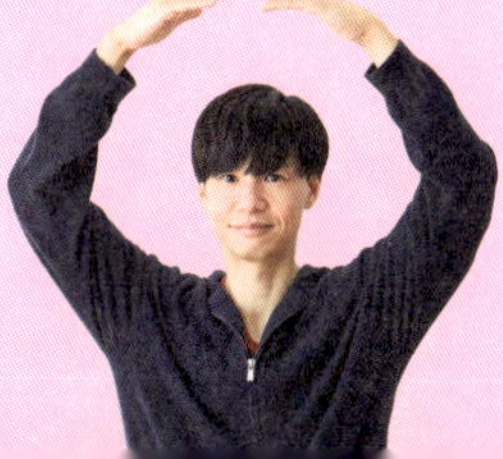

5日目・朝

Point
ゼラチンでコラーゲンを摂取して美肌効果アップ！

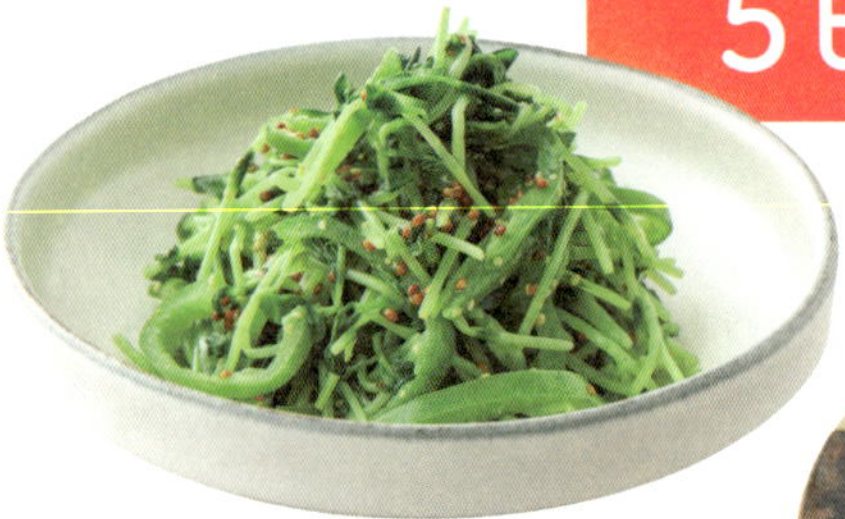

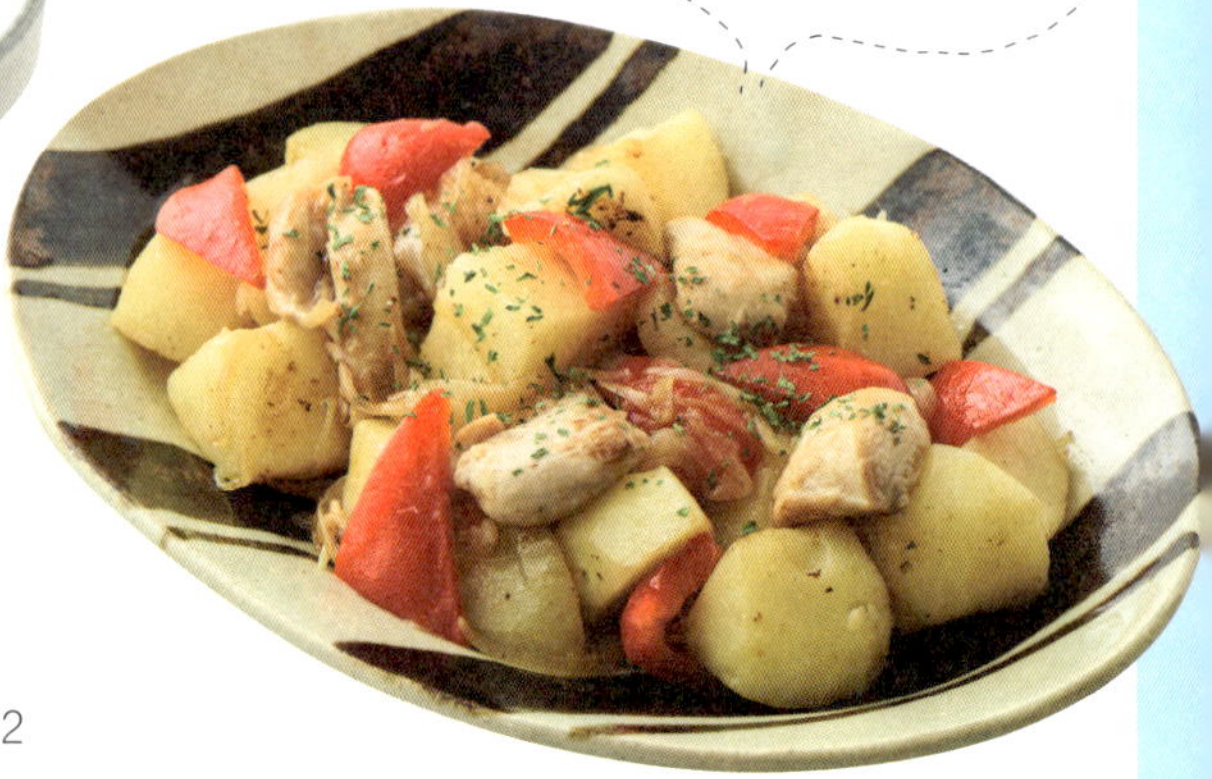

豆苗とピーマンのマスタード和え

材料（1人分）

豆苗 …… 1パック
ピーマン …… 1個
A **粒マスタード** …… 小さじ1・1/2
A **塩** …… 少々
A **こしょう** …… 少々

作り方

1. **豆苗**は根を切り、長さ半分に切る。**ピーマン**は縦半分に切って種とワタを取り、縦に細切りにする。
2. 1を一緒に耐熱容器に入れ、ふんわりラップをしてレンジ（600W）で3分加熱し、余分な水気をキッチンペーパーでふきとる。
3. 2にAを加えて和える。

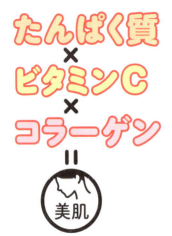

たんぱく質
×
ビタミンC
×
コラーゲン
＝

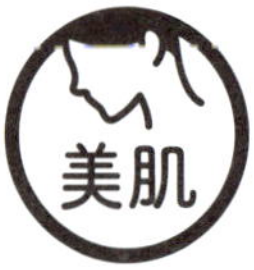

鶏ジャーマンポテト

材料（1人分）

鶏もも肉（皮なし） …… 100g
じゃがいも …… 2個
パプリカ（赤） …… 1/2個
たまねぎ …… 1/4個
オリーブオイル …… 小さじ1
粉ゼラチン …… 1袋（5g）
顆粒コンソメ …… 小さじ1
乾燥パセリ …… 少々

作り方

1. **じゃがいも**は皮をむいて一口大に切り、耐熱容器に入れふんわりラップをしてレンジ（600W）で5分加熱し、水気をふきとる。**鶏もも肉**は一口大に切る。**パプリカ**は乱切りにし、**たまねぎ**は薄切りにする。
2. フライパンにオリーブオイルを熱し、**鶏肉**と**たまねぎ**を炒める。**鶏肉**に火が通ったら、**じゃがいも**、**パプリカ**、ゼラチンを加えて炒め、さらに顆粒コンソメを加えて炒める。
3. 器に盛り、乾燥パセリをかける。

5日目・昼

カルシウム×ビタミンD×マグネシウム＝美骨

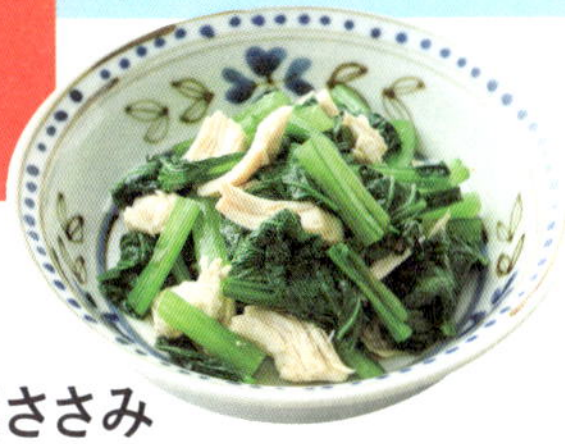

小松菜ささみ

材料（1人分）

小松菜…… 80g
鶏ささみ…… 1本
酒…… 小さじ1
ぽん酢しょうゆ…… 小さじ1

作り方

1. **鶏ささみ**は筋を取り、耐熱容器に入れて酒を回しかけ、ふんわりラップをしてレンジ（600W）で1分20秒加熱し、裂く。**小松菜**は洗って3cm長さに切り、耐熱容器に茎、葉の順に入れてふんわりラップをして1分30秒加熱し、ざるに広げて冷まして水気をしぼる。
2. ボウルに**鶏ささみ**、**小松菜**、ぽん酢しょうゆを入れて和える。

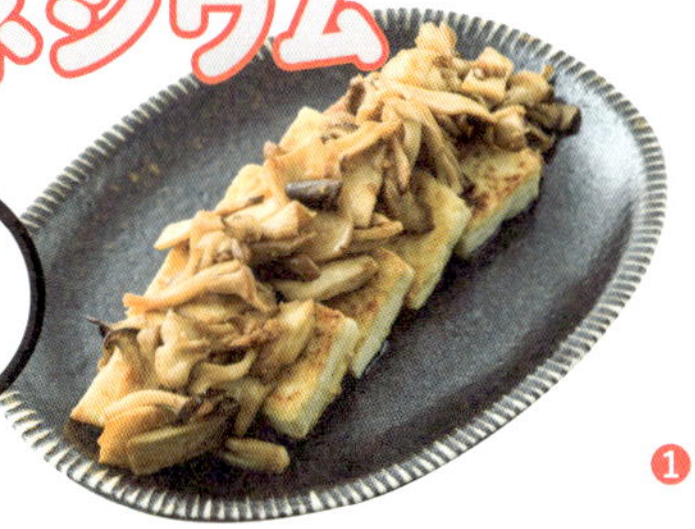

もりもりきのこの豆腐ステーキ

材料（1人分）

木綿豆腐…… 150g
（3個パックのものがおすすめ）
エリンギ…… 中1本（50g）
まいたけ…… 1/2パック（50g）
小麦粉…… 小さじ2
米油…… 小さじ1
A **おろししょうが**…… 小さじ1/2
A **しょうゆ**…… 小さじ1
A **砂糖**…… 小さじ1/2

作り方

1. **木綿豆腐**はキッチンペーパーで包み、耐熱容器にのせて1分加熱し、縦に4等分に切る。**エリンギ**は薄切りにし、**まいたけ**は小房に分ける。
2. フライパンに米油を熱し、水気をふきとった**豆腐**に小麦粉をまぶしつけて両面を焼き、器に盛る。
3. 空いたフライパンに**エリンギ**、**まいたけ**を入れて中火で炒める。こんがり焼き色がついたら、弱火にしてAを加えてからめ、2の**豆腐**の上にのせる。

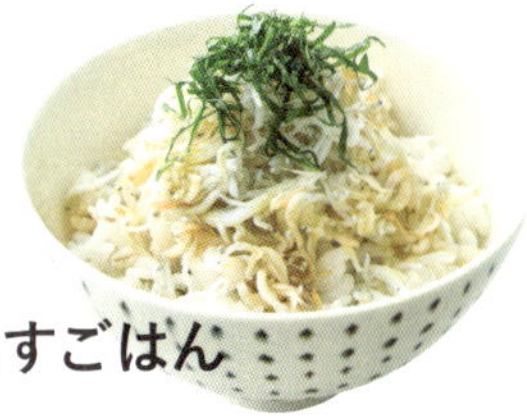

しそしらすごはん

材料（1人分）

もち麦ごはん…… 100g
しらす…… 大さじ2
しそ…… 1枚
しょうゆ…… 小さじ1/3

作り方

1. **しそ**は千切りにする。
2. 器に温かい**ごはん**を盛って**しらす**をのせ、しょうゆを回しかけて、**しそ**をのせる。

5日目・夜

ビタミンA
×
ビタミンE
×
亜鉛
=
アンチ
エイジング

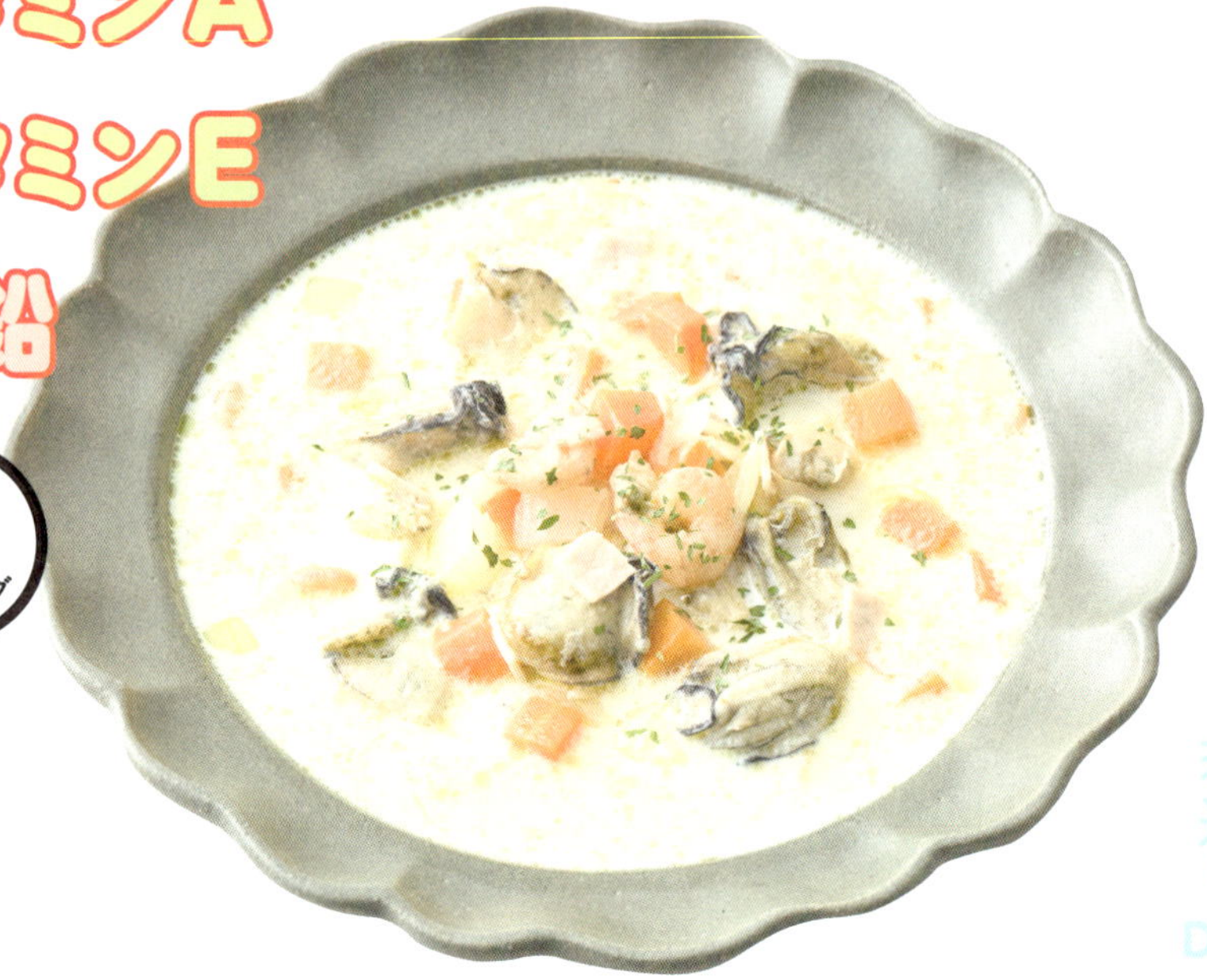

牡蠣の豆乳チャウダー

材料（1人分）

冷凍牡蠣 …… 100g
冷凍シーフードミックス …… 100g
酒 …… 大さじ1
にんじん …… 70g
たまねぎ …… 1/4個
ハム …… 1枚
オリーブオイル …… 小さじ2
調製豆乳 …… 200㎖
鶏がらスープの素 …… 小さじ1/2
乾燥パセリ …… 少々

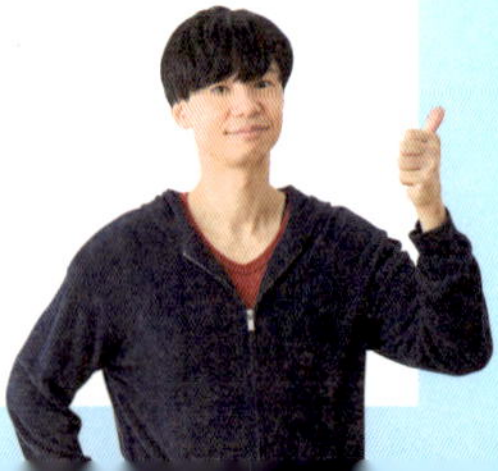

にんじんは野菜の中では
ビタミンA含有量が
トップクラス！

ちなみにこのレシピだけ、あえて調製豆乳を使用しているのは、
ビタミンEが無調整豆乳よりも多くとれるからです。

作り方

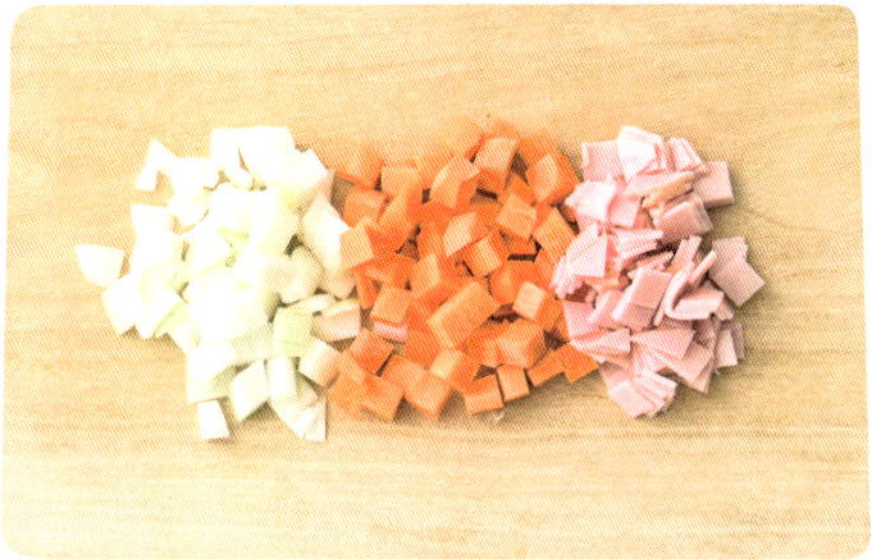

1 **牡蠣**、**シーフードミックス**は解凍する。**にんじん**、**たまねぎ**、**ハム**は1cm角に切る。

2 耐熱容器に**牡蠣**、**シーフードミックス**、酒を入れてふんわりラップをして、レンジ(600W)で3分加熱する。

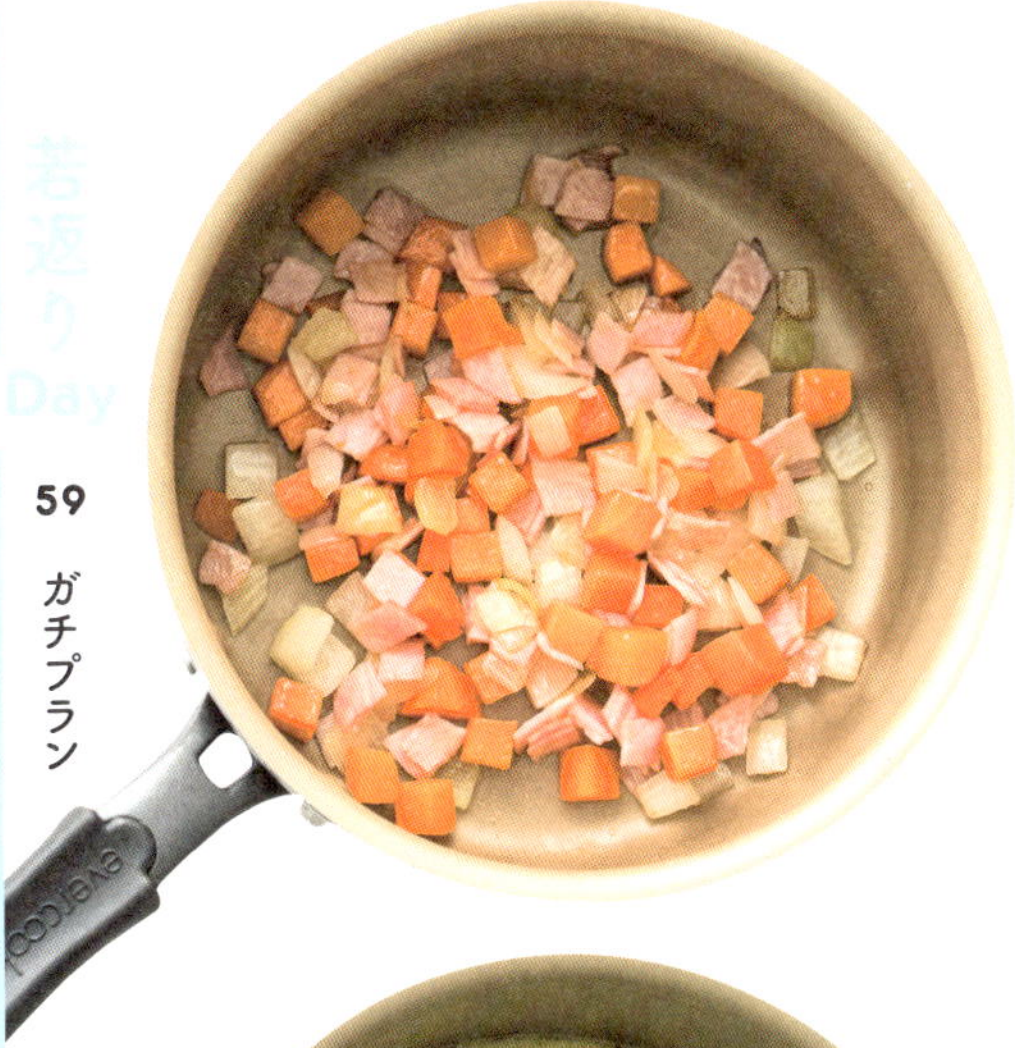

3 鍋にオリーブオイルを熱し、**にんじん**、**たまねぎ**、**ハム**を入れて炒める。

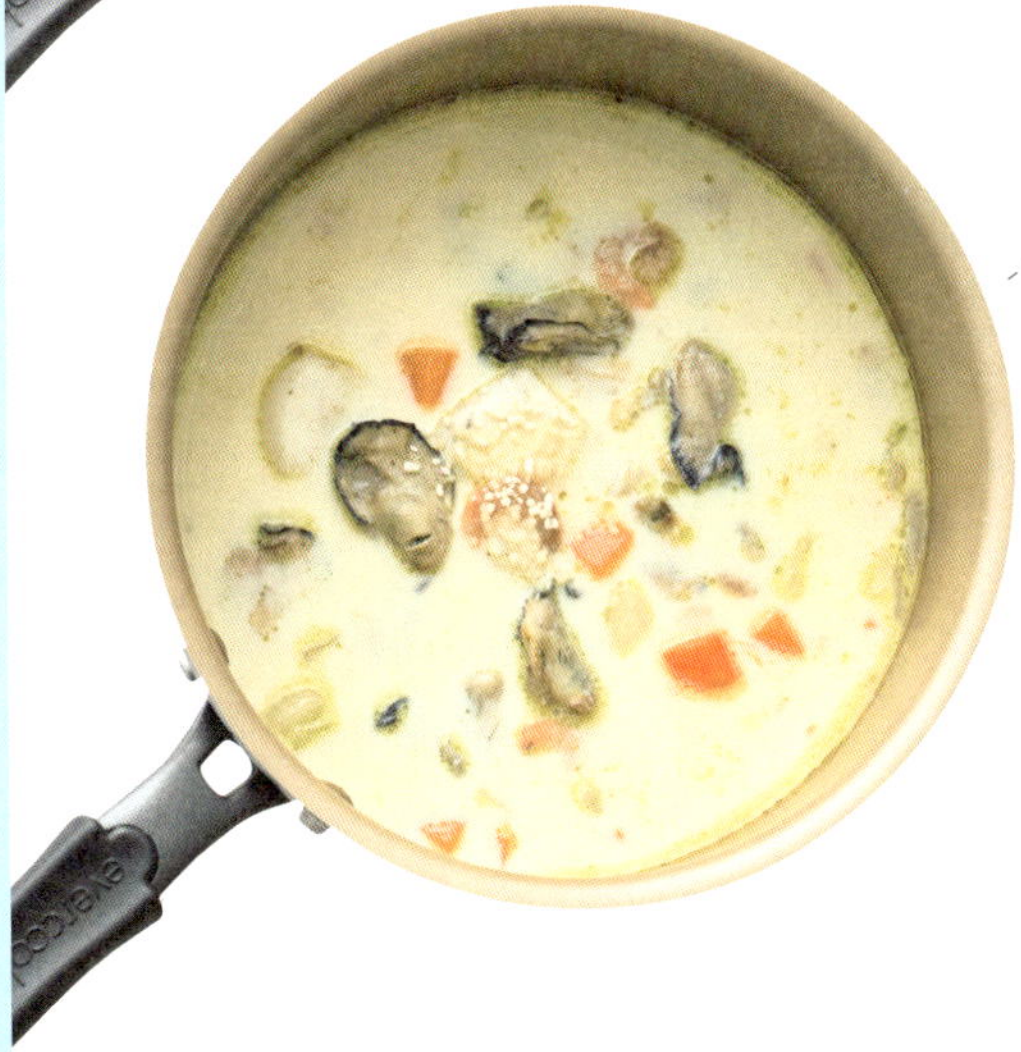

4 ❸に❷、豆乳、鶏がらスープの素を加えて煮る(沸騰直前で火を止める)。

5 器に盛り、乾燥パセリをふりかける。

6日目・朝

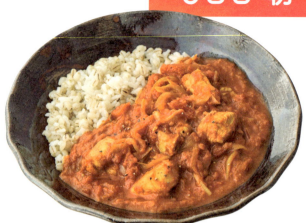

たんぱく質×クルクミン×ピペリン＝やせ体質

チキンカレー

材料（1人分）

もち麦ごはん …… 100g
鶏もも肉（皮なし） …… 100g
たまねぎ …… 1/4個

A
- **おろしにんにく** …… 小さじ1
- **おろししょうが** …… 小さじ1
- **カットトマト缶** …… 1/2缶
- **カレー粉** …… 大さじ1/2
- **ターメリック** …… 小さじ1/4
- **塩** …… 小さじ1/4
- **ブラックペッパー** …… たっぷり

作り方

1. **鶏肉**は一口大に切る。**たまねぎ**は薄切りにする。
2. 耐熱容器に1、Aを入れて全体を混ぜ、ふんわりラップをしてレンジ（600W）で7〜8分加熱する。
3. 器に温かい**もち麦ごはん**、2を盛る。

Point
辛いのが苦手な人は、カレー粉の量で調節。朝カレーで代謝を上げて！

キャベツとハムのサラダ

材料（1人分）

キャベツ …… 100g
ハム …… 1枚

A
- **粒マスタード** …… 小さじ1
- **80％カロリーカットマヨネーズ** …… 小さじ1

作り方

1. **キャベツ**は千切りにする。**ハム**は細切りにする。
2. ボウルに1、Aを入れて混ぜる。

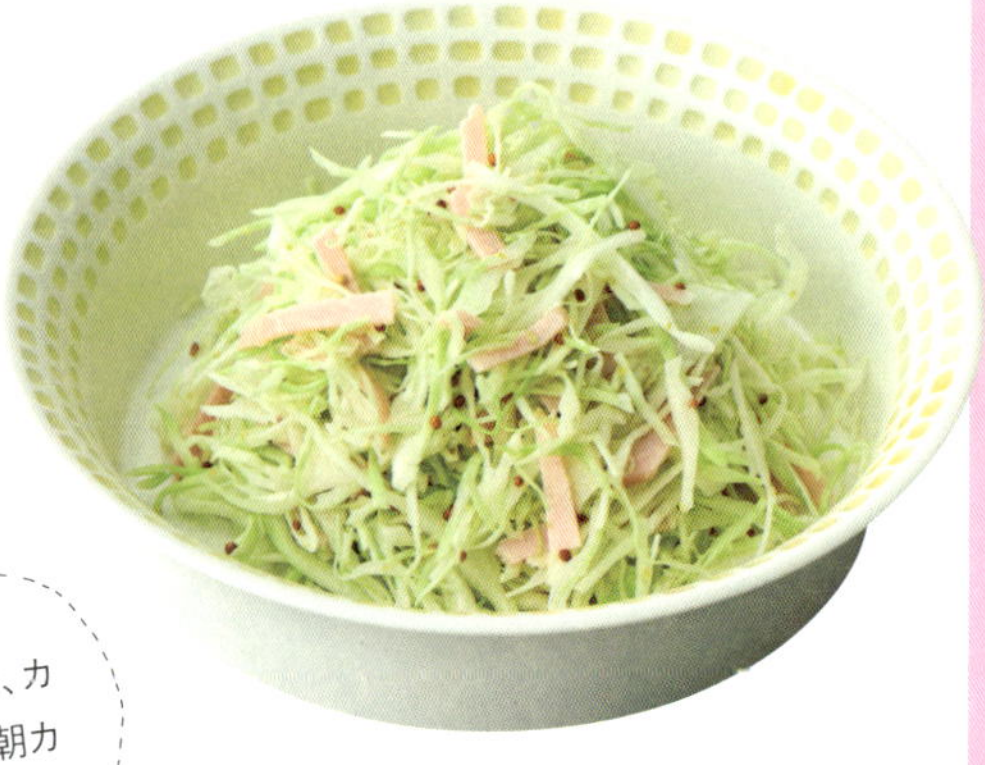

カリウム×マグネシウム×クエン酸＝むくみ改善

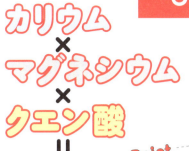

Point
簡単に作れるのに、具だくさんで食べ応えたっぷり！

まぜそば

材料（1人分）

- そば（乾麺、そば粉の比率5割以上のもの）……60g
- 木綿豆腐……150g
- オクラ……5本
- 水菜……40g
- 梅干し……1個
- 焼きのり……1/2枚（1.5g）
- A めんつゆ（3倍濃縮）……大さじ1
- A ごま油……小さじ1

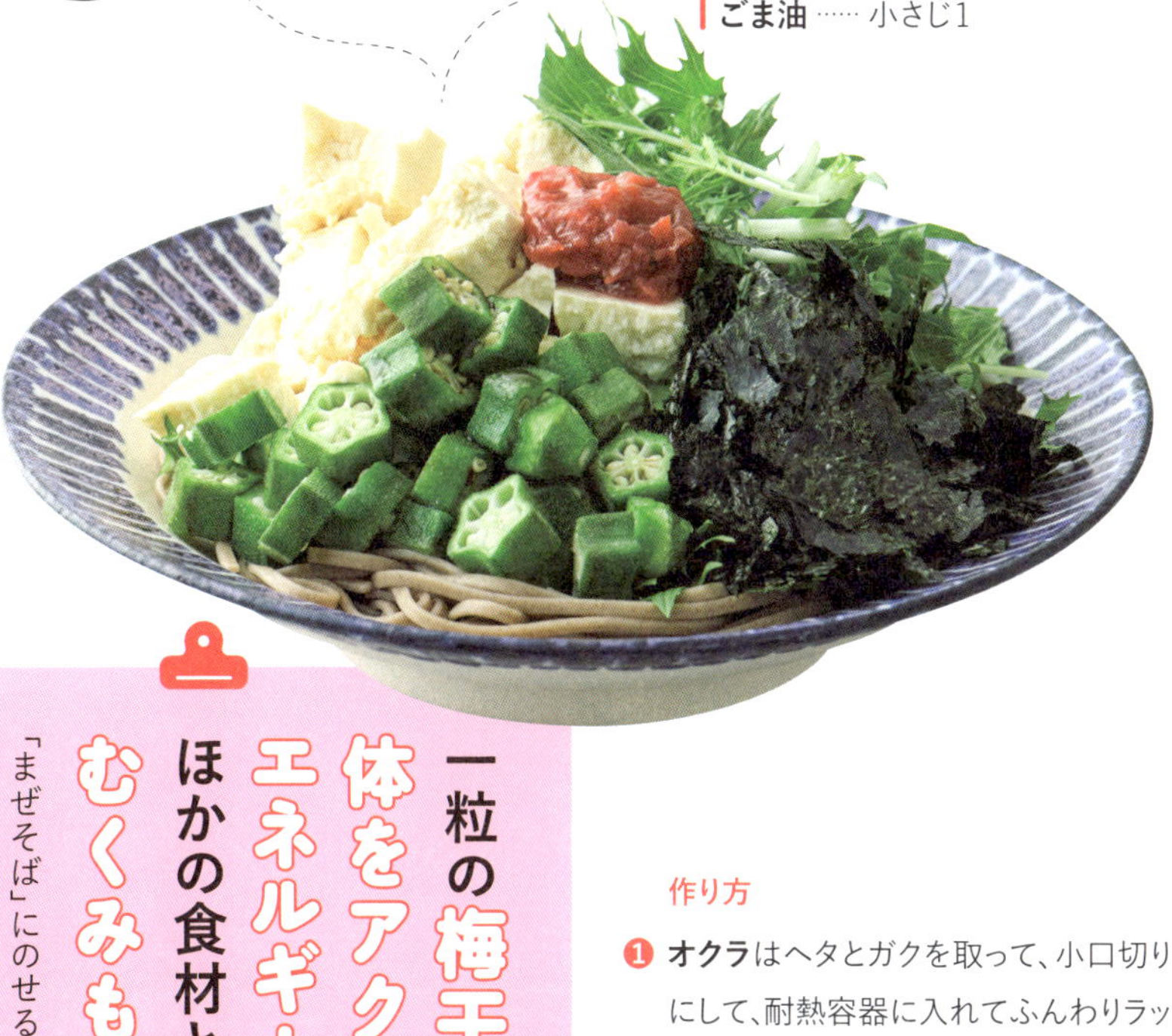

一粒の梅干しが体をアクティブにしてエネルギー消費をアップ。ほかの食材との掛け算でむくみも解消！

「まぜそば」にのせる梅干しに含まれるクエン酸にはむくみ改善と代謝アップのダブルの効果があります。

作り方

1. **オクラ**はヘタとガクを取って、小口切りにして、耐熱容器に入れてふんわりラップをし、レンジ（600W）で30秒加熱する。**水菜**は4cm長さに切る。**梅干し**は種を取って刻む。
2. **そば**はゆでて冷水にとり、水気を切る。
3. 器に**そば**を盛り、1、ちぎった**豆腐**と**のり**をのせて、合わせた**A**を回しかける。

サーモンキムチナムル

材料（1人分）

サーモン …… 80g	**しそ** …… 3枚
納豆 …… 1パック(40〜50g)	**焼きのり** …… 1枚（3g）
オクラ …… 5本	**しょうゆ** …… 小さじ1/3
長芋 …… 50g	**ごま油** …… 小さじ2
きゅうり …… 1/2本	
キムチ …… 30g	

作り方

1 **サーモン**は1.5cm角に切る。**長芋**と**きゅうり**は1cm角に切る。**納豆**はしょうゆを加えて混ぜる。

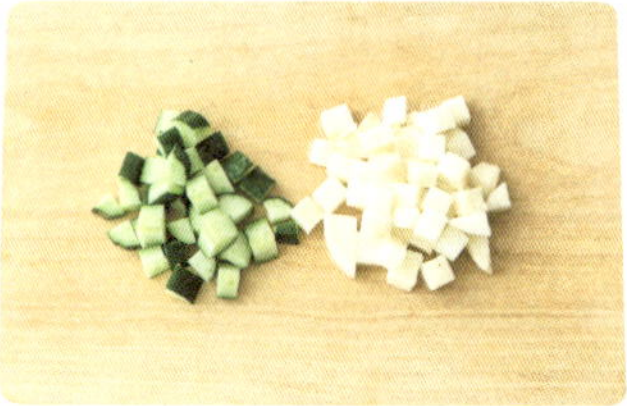

2 **オクラ**はヘタとガクを取り、小口切りにして、耐熱容器に入れてふんわりラップをし、レンジ（600W）で30秒加熱する。

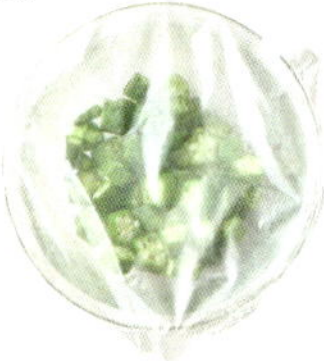

3 ボウルに❶、❷、**キムチ**、ちぎった**しそ**と**のり**、ごま油を入れて混ぜる。

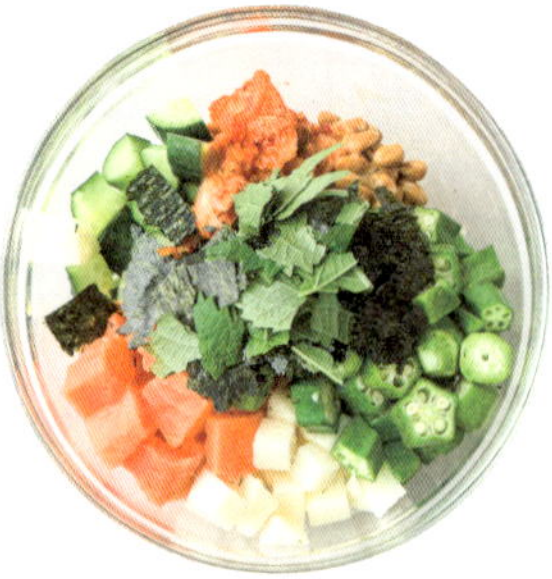

食物繊維
×
発酵食品
×
オメガ3脂肪酸
＝
腸活

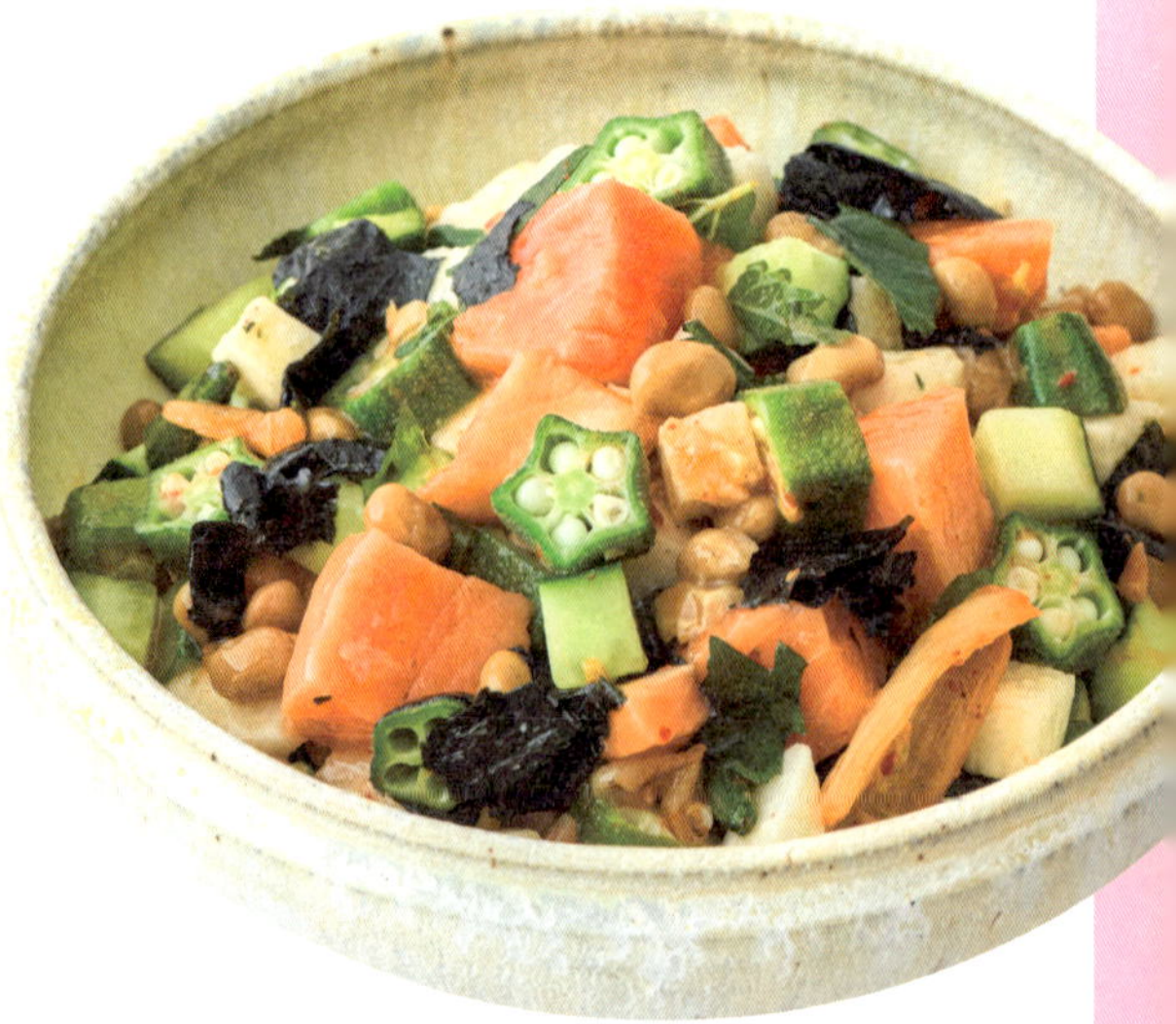

7日目・朝

たんぱく質×ビタミンC×コラーゲン＝

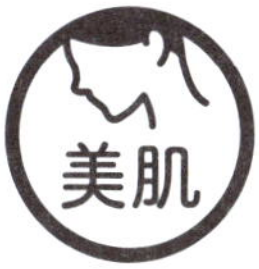

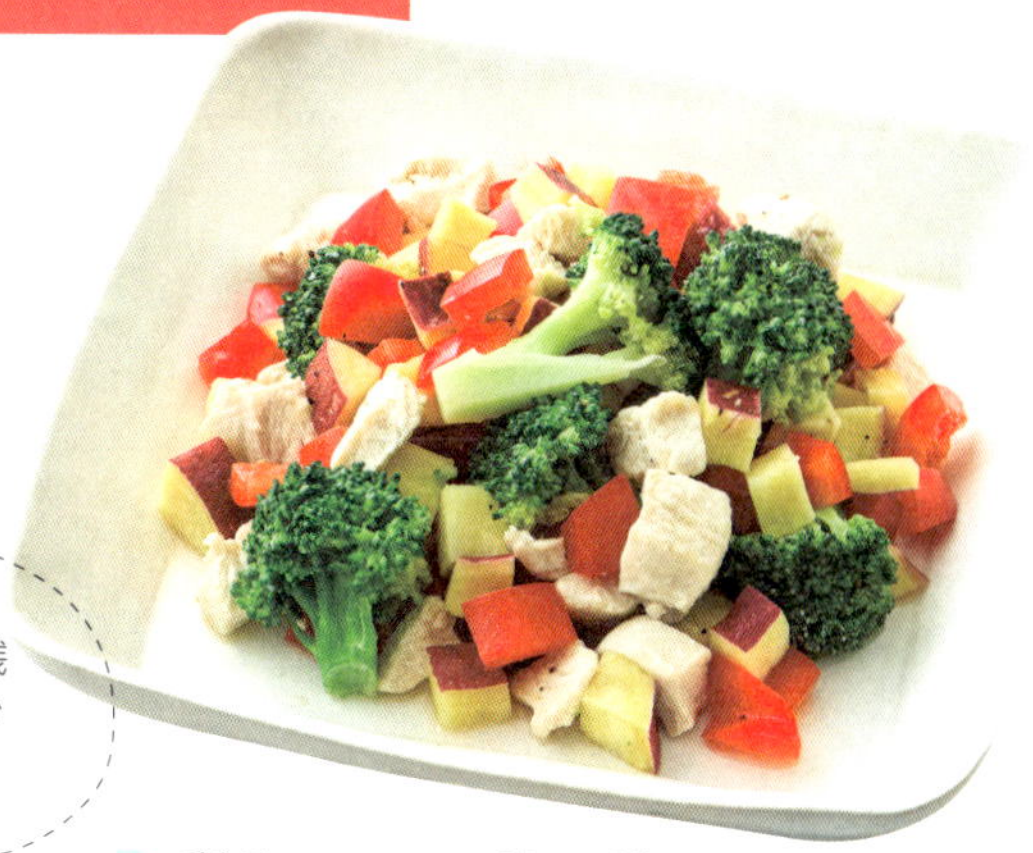

Point
食べ切れない時は残りを昼食や夕食のデザートにしてもOK！

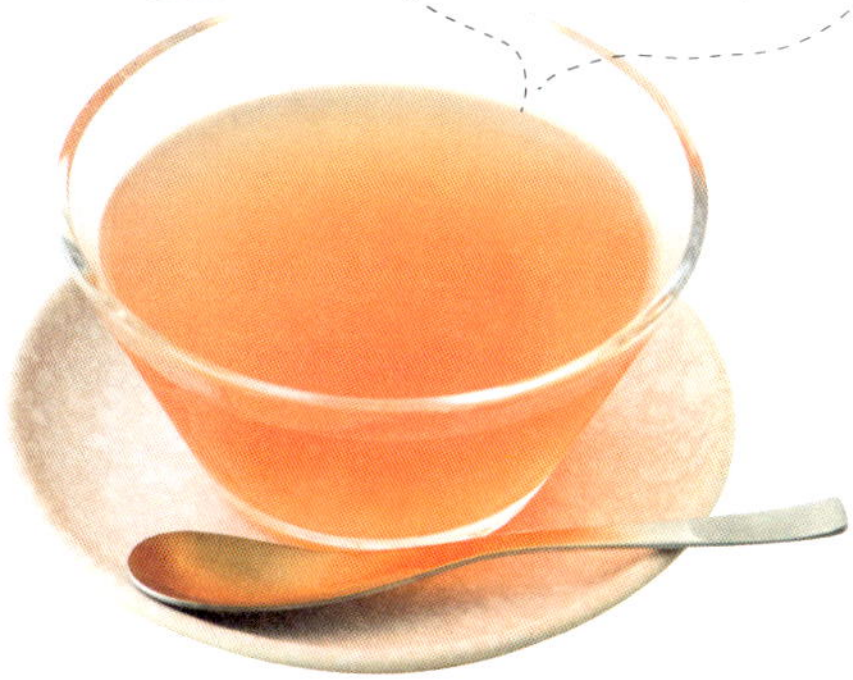

アセロラゼリー

材料（1人分）

アセロラジュース …… 200㎖
水 …… 50㎖
粉ゼラチン …… 1袋（5g）
糖質ゼロシュガー …… 小さじ2

作り方

1. 耐熱容器に水、糖質ゼロシュガーを入れ、レンジ（600W）で1分加熱し、取り出してゼラチンを加えて混ぜる（ゼラチン、糖質ゼロシュガーが溶けない場合は10秒ずつ追加加熱）。
2. カップなどに**アセロラジュース**、❶を注ぎよく混ぜる。粗熱がとれたら冷蔵庫に入れて冷やし固める。

彩りコロコロサラダ

材料（1人分）

鶏むね肉（皮なし） …… 100g
さつまいも …… 100g
パプリカ（赤） …… 1/2個
ブロッコリー …… 50g
酒 …… 小さじ1
塩 …… 少々

A
レモン汁 …… 大さじ1
オリーブオイル …… 小さじ1
塩 …… 小さじ1/4
ブラックペッパー …… 少々

作り方

1. **鶏むね肉**、**さつまいも**、**パプリカ**は1.5cm角に切り、**ブロッコリー**は小房に分ける。**さつまいも**は水にさらして水気を切る。
2. 耐熱容器に**鶏むね肉**、**ブロッコリー**を並べて**鶏肉**に酒と塩をかけてふんわりラップをし、レンジ（600W）で3分加熱する。**さつまいも**は耐熱容器に入れてレンジ（600W）で3分30秒加熱する。
3. 器に❷、**パプリカ**を盛り、合わせたAをかける。

※冷やし固める時間が必要なので前夜に作っておくとよい。

7日目・昼

サバそぼろ丼

材料（1人分）

もち麦ごはん …… 100g
サバ水煮缶 …… 100g
たまねぎ …… 1/4個
しょうがみじん切り …… 小さじ1
米油 …… 少々
酒 …… 小さじ1
焼きのり …… 1/4枚（1g）
A **しょうゆ** …… 小さじ1
A **砂糖** …… 小さじ1/2

作り方

1. **たまねぎ**はみじん切りにする。
2. フライパンに米油を薄く塗り、1、**みじんぎりしょうが**、汁気を切った**サバ**、酒を入れて**サバ**をほぐしながら炒める。
3. **サバ**がポロポロになってきたら、Aを加えて汁気がなくなるまで炒める。
4. 器に温かい**もち麦ごはん**、3をのせ、刻んだのりをのせる。

切り干し大根とほうれん草の和え物

材料（1人分）

切り干し大根（乾燥） …… 10g
ほうれん草 …… 100g
A **桜えび** …… 3g
A **ごま** …… 小さじ2
A **塩昆布** …… 大さじ1
B **しょうゆ** …… 小さじ1/2
B **酢** …… 小さじ1/2

作り方

1. **切り干し大根**は水でさっと洗って戻し、水気をしぼって食べやすい長さに切る。**ほうれん草**は根元を切り、3cm長さに切る。
2. 耐熱容器に**ほうれん草**を入れてふんわりラップをしてレンジ（600W）で2分30秒加熱し、水にさらして水気をしぼる。
3. ボウルに**切り干し大根**、**ほうれん草**、A、合わせたBを入れて和える。

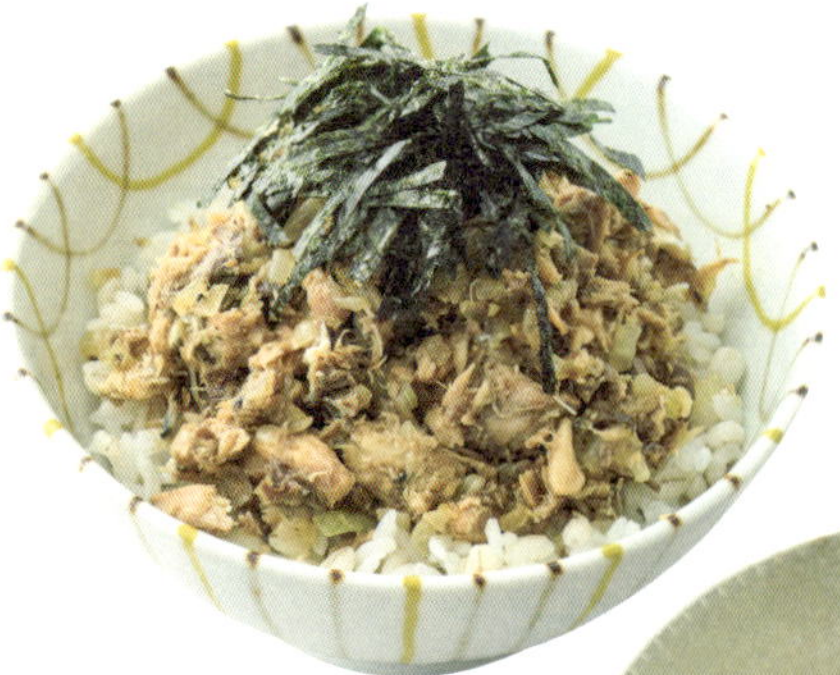

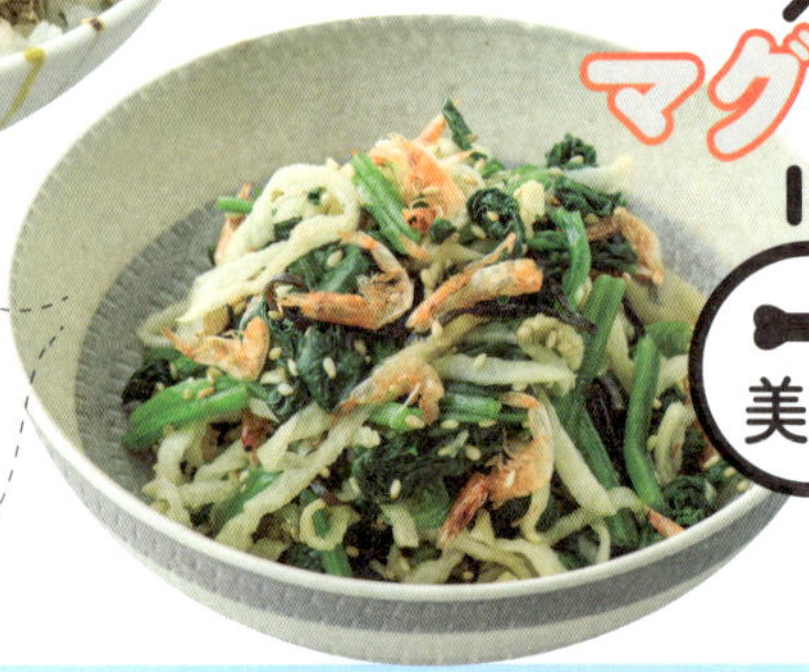

Point
切り干し大根のシャキシャキ食感がおいしい！　桜えびで風味も効果もアップ！

カルシウム×ビタミンD×マグネシウム＝美骨

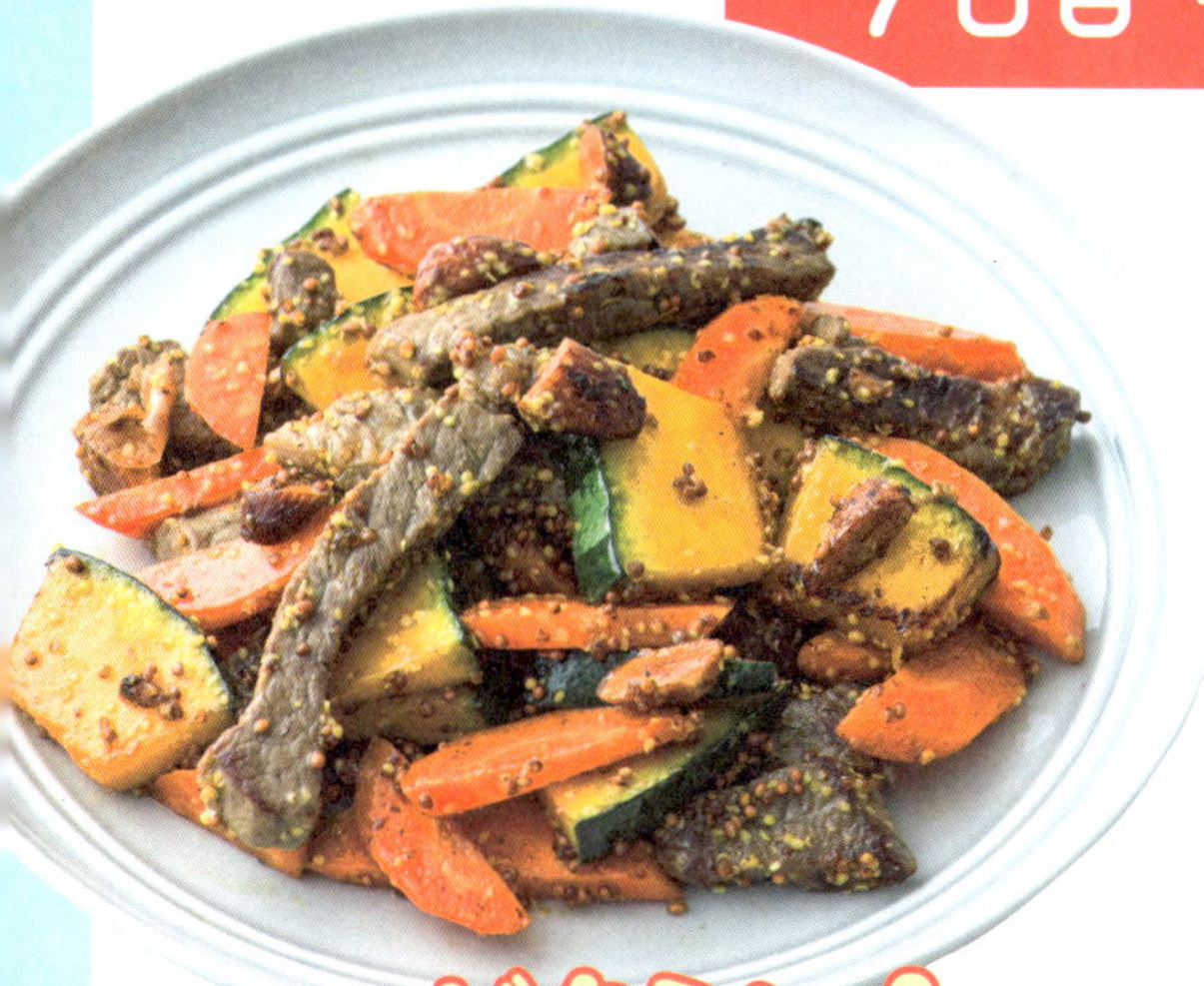

牛肉とかぼちゃのナッツソテー

材料（1人分）

※牛肉は常温に戻しておく

牛肩ロースステーキ肉 …… 100g
かぼちゃ …… 80g
にんじん …… 50g
アーモンド（素焼き） …… 10粒
オリーブオイル …… 小さじ2
A **粒マスタード** …… 大さじ1
A **こしょう** …… 少々

ビタミンA × ビタミンE × 亜鉛 = アンチエイジング

作り方

1. **牛肉**は太めの棒状に切る。

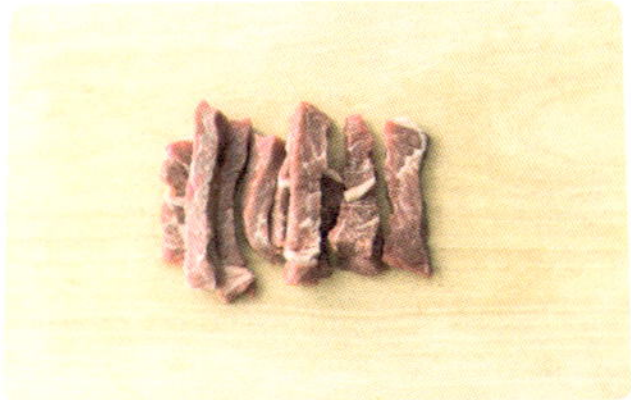

2. **かぼちゃ**は7〜8mm厚さに切る。**にんじん**は斜め薄切りにする。**アーモンド**は粗く刻む。

3. フライパンにオリーブオイルを熱し、**牛肉**を炒める。

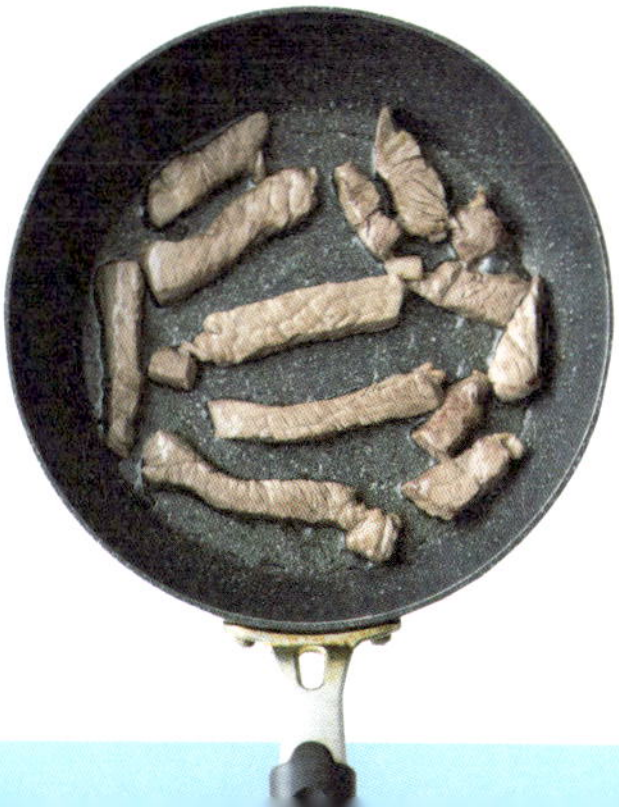

4. 牛肉の色が変わったら、**かぼちゃ**、**にんじん**、**アーモンド**を加え、Aを加えてさっと炒め合わせる。

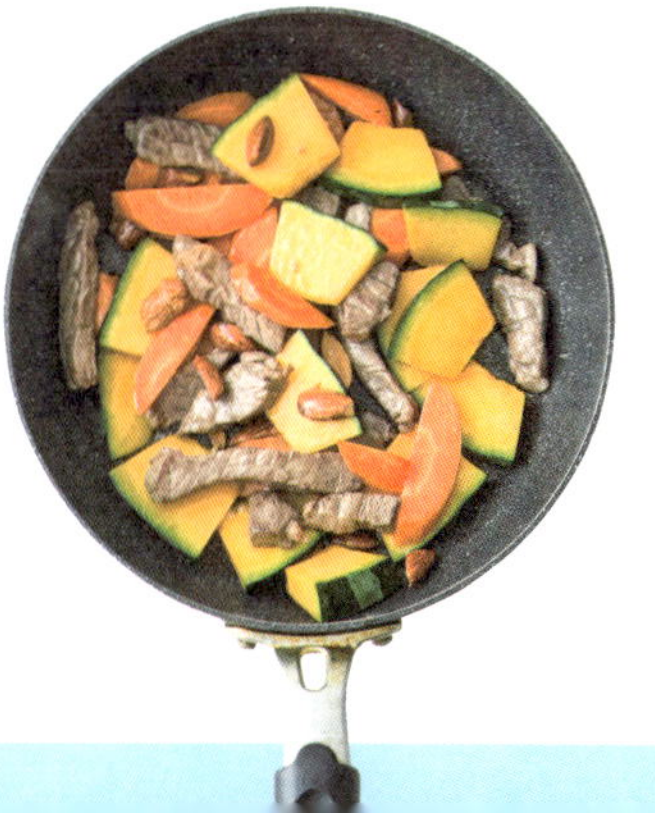

必要なもの
まるわかり!

ガチプラン

買い物リスト

【肉・魚】

- [x] 鶏むね肉(皮なし)……300g
- [x] 鶏ささみ……5本
- [x] 鶏もも肉(皮なし)……200g
- [x] 豚もも肉薄切り……100g
- [x] 牛肩ロースステーキ肉……200g
- [x] ハム……5枚
- [x] 生鮭……一切れ
- [x] しらす……35g
- [x] サーモン・生食用(さく)……80g
- [x] 冷凍牡蠣……200g
- [x] 冷凍シーフードミックス……200g

【その他】

- [x] もち麦ごはん……900〜1350g
- [x] アーモンド(素焼き)……30粒
- [x] くるみ(素焼き)……7粒
- [x] イングリッシュマフィン……1個
- [x] アセロラジュース……200㎖
- [x] 粉チーズ……10g
- [x] 粉ゼラチン……5g×4袋

【野菜・きのこ】

- [x] パプリカ(赤)……3個
- [x] ピーマン……3個
- [x] ほうれん草……2束(400g)
- [x] 小松菜……1束(80g)
- [x] 水菜……1パック
- [x] 豆苗……2パック
- [x] しそ……4枚
- [x] にんにく……1個
- [x] しょうが……1個
- [x] オクラ……15本
- [x] トマト(大)……1個
- [x] ミニトマト……4個
- [x] キャベツ……1/4玉(200g)
- [x] たまねぎ……2個
- [x] きゅうり……1本
- [x] ブロッコリー……1株(200g)
- [x] かぼちゃ……1/4個(230g)
- [x] さつまいも……中1本(220g)
- [x] じゃがいも……2個
- [x] 長芋……1パック(50g)
- [x] ごぼう……1本(50g)
- [x] にんじん……2本
- [x] 冷凍枝豆……100g
- [x] しめじ……1株
- [x] まいたけ……1パック
- [x] エリンギ……中3本

調味料などは家にあるものを使っても大丈夫！
冷蔵の肉・魚は消費期限内に使うように気をつけて。

【缶詰】

- ツナ水煮缶（食塩不使用）……2缶
- サバ水煮缶……2缶
- カットトマト缶……1缶

【乾物・スパイス】

- 顆粒コンソメ……10g
- 片栗粉……10g
- 小麦粉……20g
- 鶏がらスープの素……15g
- 塩……小1瓶
- 砂糖……15g
- 糖質ゼロシュガー……15g
- 酒（食塩不使用）……65㎖
- ケチャップ……20g
- しょうゆ……55㎖
- 80%カロリーカットマヨネーズ……25g
- 米油……15g
- ごま油……20g
- オリーブオイル……75g
- 白だし……10㎖
- 酢……10㎖
- ぽん酢しょうゆ……5㎖
- レモン汁……65㎖
- めんつゆ（3倍濃縮）……20㎖

【乾物・スパイス】

- そば（乾めん）……60g
- 塩昆布……5g
- ごま……25g
- 桜えび……5g
- あおさ……1g
- 焼きのり……2枚
- 乾燥きくらげ……5g
- 切り干し大根（乾燥）……10g
- 乾燥パセリ……1瓶
- ターメリック……1瓶
- カレー粉……5g
- 粒マスタード……35g
- ブラックペッパー（粗挽き）……1瓶
- こしょう……1瓶

【その他冷蔵】

- プレーンヨーグルト……100g
- 木綿豆腐（150g）……3個
- 調製豆乳……200㎖
- 納豆……1パック（40〜50g）
- キムチ……30g
- 卵……1個
- 梅干し……2個
- 蒸し大豆……20g※開封前は常温保存

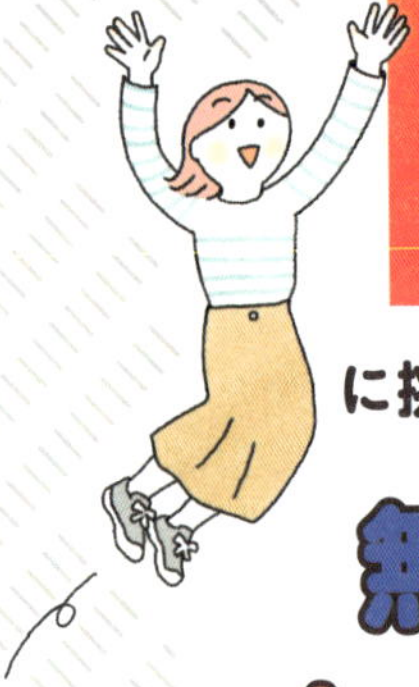

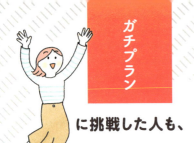

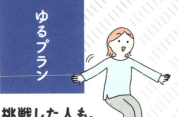

ガチプラン

に挑戦した人も、

ゆるプラン

に挑戦した人も、

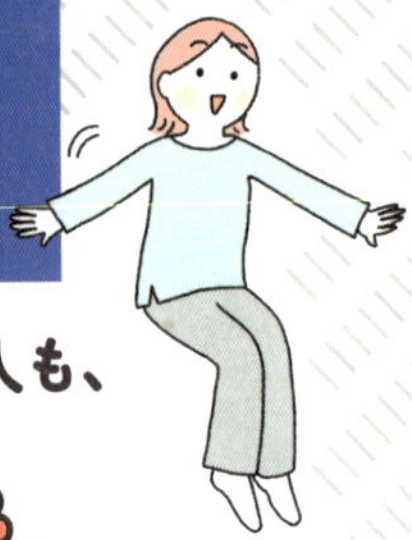

無事に7日間完走、おめでとうございます!!

7日間続けられたアナタは、ここまでくる間に
いろいろな変化を感じたことと思います。

「こんなにしっかり食べてどうしてやせられるのかな?」

「掛け算って、具体的にはどんな効果なんだろう?」

「にんじんをよく食べた気がするけれど、何にいいのかな?」

など、途中でいろいろな「?」を
持った人もいることでしょう。

次ページからのPart 2では
「神やせ掛け算ダイエット」で

きれいにやせるしくみを

すべてお話しします!

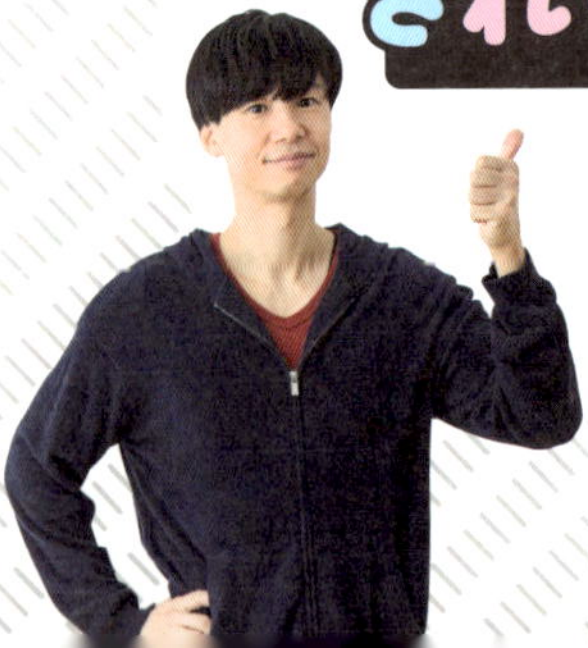

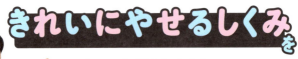

Part 2

掛け算の効果と
献立の狙いをタネ明かし!

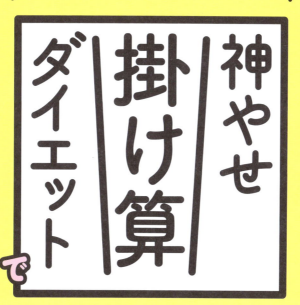

神やせ掛け算ダイエットで若返ってやせる秘密

この栄養素や食材を組み合わせるとどんな効果があるのか、
なぜ1つの栄養素だけを一生懸命とるよりもよいのか?
運動一切なしで、どうしてたった7日間の献立で
ラクに若返り&ダイエットできるのか?
その理由やしくみをすべて公開します!

7日間のチャレンジ、お疲れさまでした!!

7日間でどんな変化が起きたのか、
はじめる前と今の状態を比べたり、鏡を見たりしながら、
チェックしてみましょう！

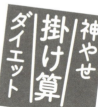

神やせ 掛け算 ダイエットをやってみてどうでしたか？

- [x] **体重**に変化はありましたか？
- [x] **お腹まわり**はすっきりしましたか？
- [x] 顔や脚が**むくみにくく**なりましたか？
- [x] **お腹の調子**がよくなりましたか？
- [x] 体が**動きやすく**なりましたか？

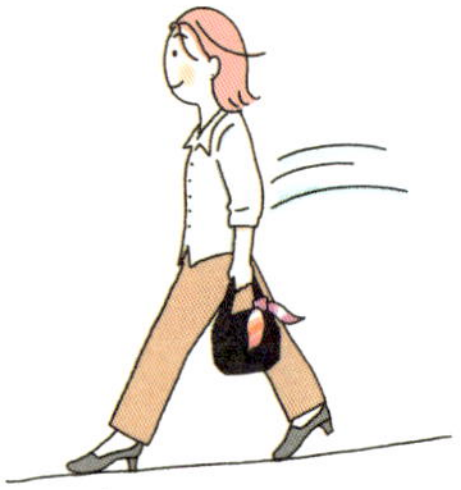

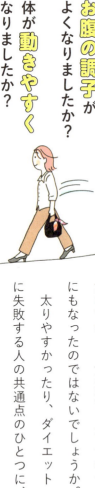

たった7日間で若返り&やせが同時に叶う！

この7日間、「ゆるプラン」や「ガチプラン」を実践して見た目や体だけでなく、食生活を見直す機会にもなったのではないでしょうか。

太りやすかったり、ダイエットに失敗する人の共通点のひとつに、

“掛け算”効果で**超効率**!!

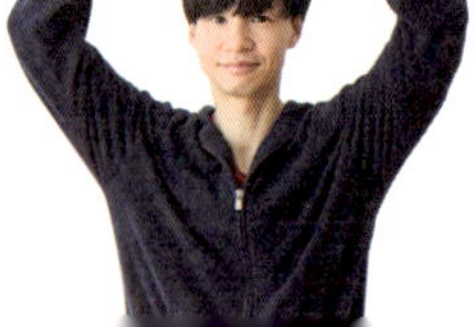

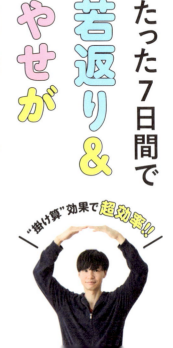

次のページから神やせ掛け算ダイエットで若返り&やせる秘密を紹介します!!

☑ **スタイル**がよくなった気がしますか？

☑ **フェイスライン**がすっきりしましたか？

☑ **肌の透明感**がアップして顔色がよくなりましたか？

☑ **食欲**が安定してきましたか？

☑ 気持ちよく**眠れる**ようになりましたか？

いくつ☑がつきましたか？
☑がいっぱいついた人もそうでない人も、
7日前のあなたと比べたら、
確実に体も見た目も変わっているはず！

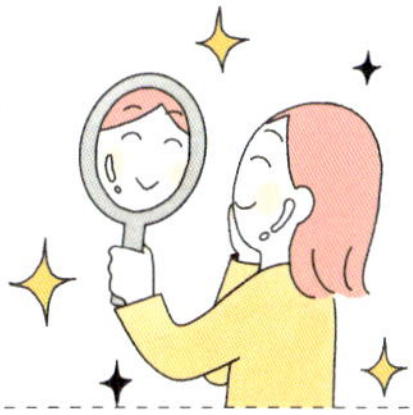

自分の食欲に振り回されていることがあげられます。「お腹が空いたから食べよう。空いていないから食べなくてもいい」、「ストレスで、ドカ食いをしてしまう」など、自分の食欲を基準にして食事をとっているケースです。

今回のようにあらかじめ献立を決めておくと、食欲に振り回されず、それだけでも自然とやせていきます。さらに、今回は若返り&やせに特化した掛け算効果で、やせても老けて見えない魔法のようなダイエット法を可能にしました！

「肌質改善」「骨密度アップ」「抗酸化作用」3つの柱で10歳時を巻き戻す

掛け算ダイエットの「若返りＤａｙ」で狙っていたのは、次の３つの効果です。

①肌質を改善して美肌をつくる
②骨密度を上げて骨を丈夫にする
③抗酸化作用で細胞を酸化から守り、細胞レベルで若さを取り戻す

美肌づくりの原点となるのは、たんぱく質。筋肉や内臓、皮膚や血液など体のあらゆる部分をつくるのに必要な栄養素ですが、そこにコラーゲンをつくるビタミンＣやコラーゲンそのものを組み合わせることで、圧倒的な速さでぷるぷるもちもちの肌にする作戦です。

骨を丈夫にすることは、女性にとっては非常に大切です。骨密度は、加齢による影響はもちろんのこと、間違ったダイエットでもいとも簡単に低下します。骨が健康でなければ骨と密接な関係にある筋肉も衰えがちになり、代謝もダウン。すると美しい姿勢をキープすることが難しくなります。また、骨が丈夫でなければ元気に体を動かしたり、運動をしたりすることもできなくなり、やはり代謝が下がってしまいます。骨密度を上げる栄養素ナンバー1と2のカルシウムとビタミンD、さらに骨づくりをサポートするマグネシウムの組み合わせで、健康な美骨を目指します。

そして、**若返りを狙うときに絶対にはずせないのが抗酸化作用**。私たちの体は酸素を取り入れてエネルギーを作り出していますが、同時に酸化力の強い活性酸素も発生。この活性酸素が増えすぎると、細胞や血管を傷つけ、老化を促進します。このような体の酸化＝さびつきを防ぐのが抗酸化物質です。強い抗酸化作用を持つビタミンEを中心に、肌を再生する働きを持つビタミンA、細胞の修復を助けて免疫機能をアップする亜鉛との組み合わせで、細胞レベルからの若返りを実現します。

若返り効果の秘密 2

「たんぱく質」×「ビタミンC」は最強の美肌タッグ！　素材×サポートがカギ

美肌効果を狙うなら、たんぱく質とビタミンCはまさに最強タッグ！　たんぱく質単体の摂取でもコラーゲンの素材をきっちりとっていることになるので肌にハリと弾力をもたらしますが、ビタミンCが不足するとどうしてもコラーゲン生成がスムーズにいかず肌の質感がダウンすることも。

たんぱく質の美肌効果を最大限活かすにはそれをサポートするビタミンCの存在が必須。さらにビタミンCはコラーゲン生成をサポートするだけでなく、紫外線やストレスなどのダメージからも肌を守り、透明感やツヤをアップさせる効果もバッチリ！　とにかく美肌に関して良いことばかりしてくれるのがビタミンCなのです！　単体でも美肌効果が強力なたんぱく質とこのビタミンCを掛け合わせることで、さらに肌が若々しく整い、目に見える美肌効果が実感できます！

たんぱく質

ゆるプラン
登場する主なメニュー

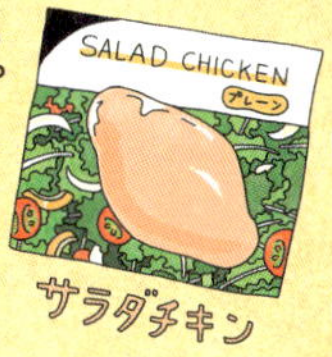

×

たんぱく質は筋肉の素材というイメージがありますが、美肌にも欠かせません。なぜなら肌を構成する「コラーゲン」の材料そのものだから。肌の弾力やハリを保つために全力で頑張ってくれる美肌の強い味方。しかも年齢を重ねると起きがちなシワやたるみ、ダイエットをした際の皮膚のダルダル感を回避する可能性を劇的に上げてくれます。

ビタミンC

世の中にある栄養素の中で僕が最も若々しさに効く栄養素は?と聞かれたら1位にあげるものはビタミンC。肌や髪、爪などをキレイに整える効果大！　さらに体全体への抗酸化作用も強力で非の打ちどころなし。

=

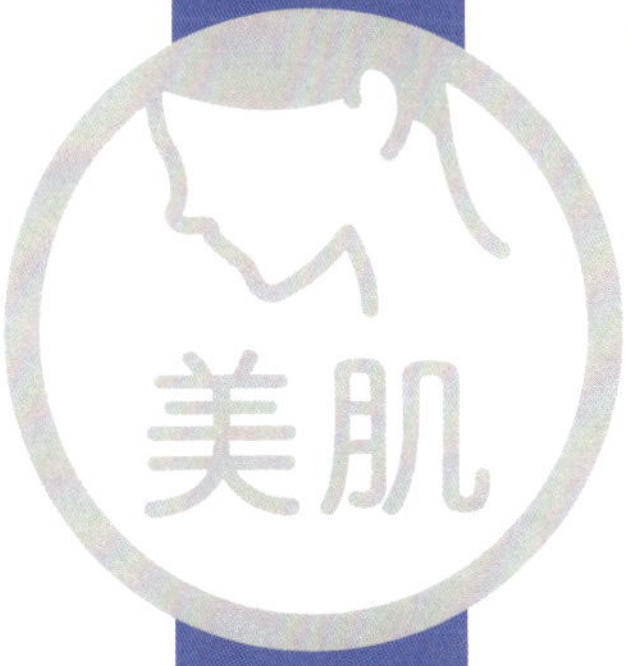

ゆるプラン
登場する主なメニュー

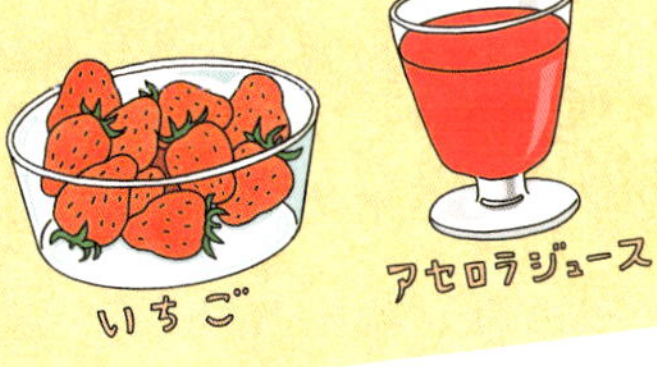

「カルシウム」×「ビタミンD」で骨美人を叶える！

骨密度が低いと骨折しやすくなるだけでなく、姿勢が悪くなったりと、見た目の若々しさからも離れてしまいがち。さらに骨が脆くなることで背中が丸まったり、将来的に身長が低下しやすくなったりと、体全体の印象に大きな影響を及ぼすことに。骨密度を上げることは見た目の若々しさと健康を保つために不可欠です。

骨密度を上げる栄養素ナンバー1と2と言えばカルシウムとビタミンD。しかも相性抜群でお互いを引き立てます。というよりもカルシウム単体で摂取しても体は何もしてくれないというレベル。それほどにビタミンDを掛け合わせないと骨は強くなりません。あの栄養素も骨に良いって聞いたけど？　この栄養素もさらに必要？　もちろん分かります。しかし！　あれこれとろうとして中途半端になるくらいならこの2つに絞ってしっかり摂取した方が断然効果アリ！　少数精鋭で結果を出すべし！

カルシウム

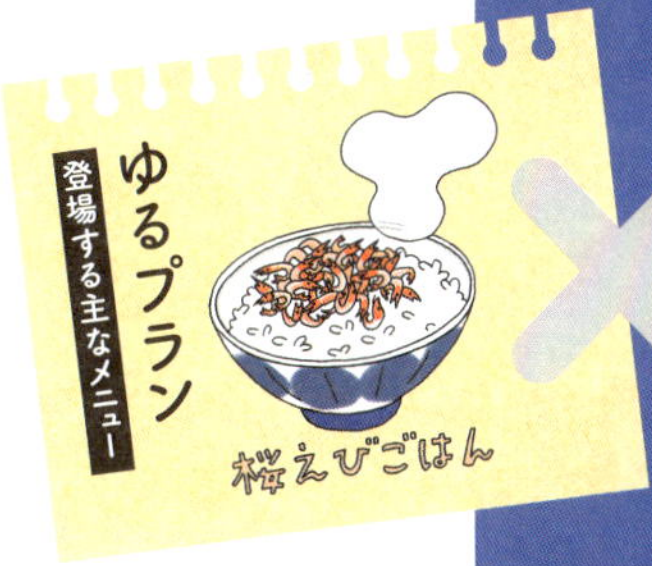

ゆるプラン
登場する主なメニュー
桜えびごはん

×

カルシウムは骨の主成分で、骨密度を維持するために必須のミネラル。体内で作れないため、食事からの摂取が重要。骨密度上昇に必要なものとしてあげられる栄養素は専門家によって異なることが多いですが、カルシウムだけはほぼ全員が推奨するくらいには必要不可欠な栄養素です。

ビタミンD

最近は免疫力アップに効果的と言われているビタミンDですが、やはり骨に関するお仕事がメインの栄養素。骨を丈夫に作り上げてくれるサポート役として最強のビタミンなので、元気な骨でいるためには必須と言えます。

=

美骨

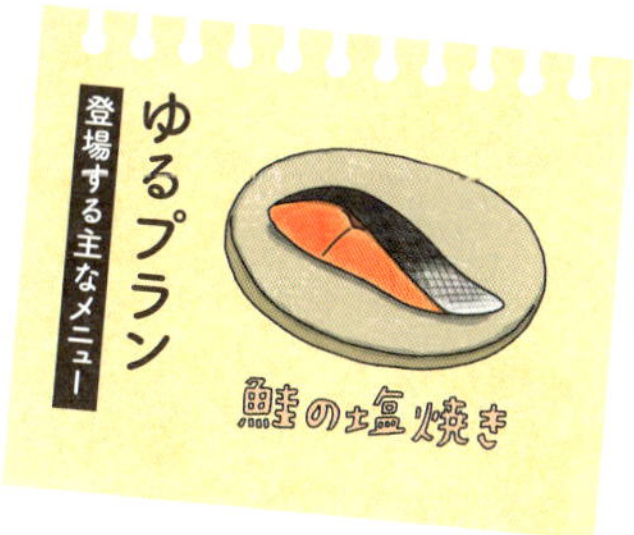

ゆるプラン
登場する主なメニュー
鮭の塩焼き

若返り効果の秘密 4

「ビタミンA」×「ビタミンE」で細胞レベルの若返りを内と外から攻めるべし！

ビタミンAは細胞の再生を助け、体全体の健康な細胞を維持するのに役立ち、体の内側の若々しさを担当しているイメージ。ビタミンEは抗酸化力が強く、外からのダメージから細胞を守り、酸化による老化を遅らせる効果が期待できます。これにより、肌や血管、内臓など体全体にわたって若々しさを保つことが可能に。もちろん内側の仕事もありますが、メインは外側の仕事というイメージ。これら異なる仕事をする2つのビタミンを掛け合わせることで効果を倍増させることができます。

細胞が若返ると何が良いの？と思うかもしれませんが、細胞の健康状態は体の内側だけでなく、表面にもはっきりと現れます。細胞が健康であるほど顔色が良くなり、髪にツヤが出て、爪も強く育つのです。つまり、ビタミンAとEはまさに〝食べる美容液〟。体の奥から表面まで若々しさをサポートしてくれる強力な味方なのです！

ビタミンA × ビタミンE

ビタミンAは、視力や皮膚、免疫機能を維持するために重要なビタミン。抗酸化作用もあり、体の老化を防ぎ、免疫力を高める働きも期待できます。細胞レベルでの若々しさを狙うなら正直避けては通れない栄養素です。

ビタミンCに負けない強力な抗酸化作用を持ち、体内の酸化ダメージを防ぎます。肌や血管の健康を保ち、細胞の老化を抑制するためアンチエイジングには欠かせない栄養素。血行を促進し、冷え性改善にも役立ち、さらには顔のトーンアップが期待できることも。

= アンチエイジング

ビタミンAとEがたっぷり！

ゆるプラン 登場する主なメニュー
若返りサラダ

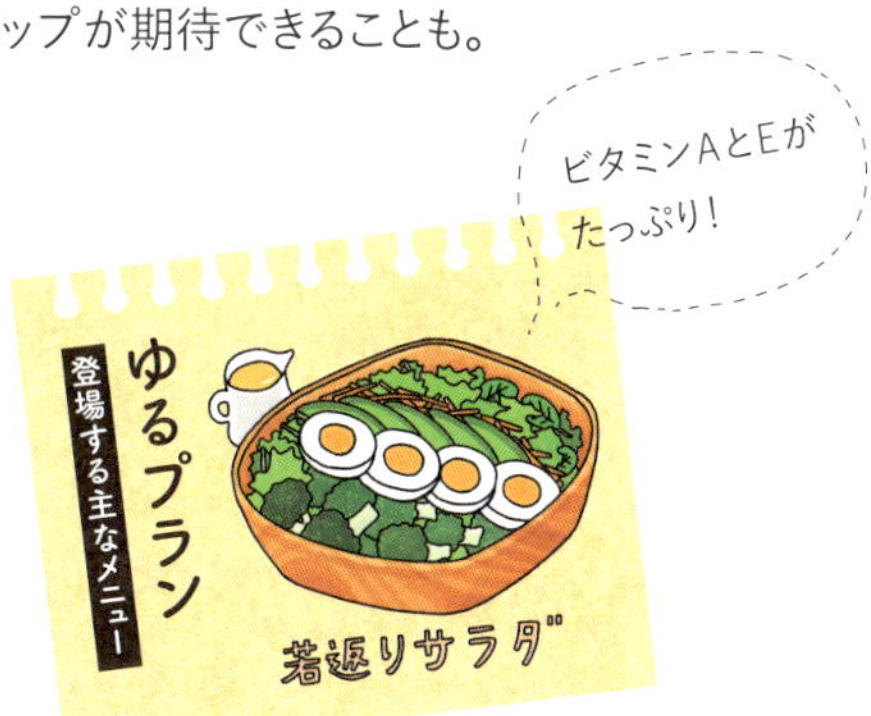

「たんぱく質」×「ビタミンC」×「コラーゲン」で100点を105点に！ コラーゲンの追い打ちパワー！

最近の研究だとコラーゲンをとることで体内のコラーゲンの生成量が増えるという説があります。つまりコラーゲンを素材としてではなく、コラーゲン生成のトリガーとしてとるのです。もちろんたんぱく質とビタミンCでも充分美肌効果はありますが、コラーゲンを掛け合わせることでさらに効果がアップ！　たんぱく質×ビタミンCの効果を１００点とするとコラーゲン追加の掛け合わせで１０５点になるのです。

え？　たったの5点？と思いますよね？　もちろんたったの5点なのですが、10年後20年後まで考えるとこの小さな積み重ねが将来の大きな美肌効果を生むのです。本気でこだわりたい方におすすめの掛け算！　また、ちょっと嬉しい追加要素としてコラーゲンには関節の痛みを軽減する効果もあると言われているので、まだダイエット前で体重の影響によって膝や腰の調子が悪いという方にもメリットあり。

たんぱく質

詳しくは
▼
P75

ガチプラン
登場する主なメニュー

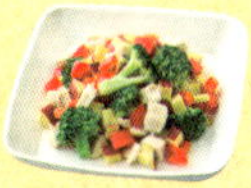

彩りコロコロサラダ

たんぱく質の美肌効果はある程度の量をとらないと発動しません。なぜなら少量だと肌より先に筋肉や臓器のために使われてしまうから。美肌のためには1食あたり20g以上が目標。

×

ビタミンC

詳しくは
▼
P75

ガチプラン
登場する主なメニュー

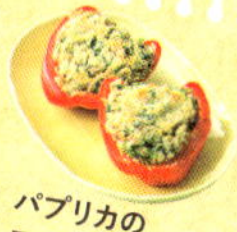

パプリカの
ライス詰め

ビタミンCは美容効果が高くがっつりとりたい栄養素。生きていくために必要な量をとるのは容易ですが、美肌効果まで求める場合はより摂取量を多くすることが重要。

×

コラーゲン

たんぱく質やビタミンCに比べると美肌効果自体はそこまで強くなく、単体での摂取ではあまり意味がないコラーゲン。しかしながらたんぱく質とビタミンCと掛け合わせると美肌効果を充分にサポートしてくれます！　また関節の痛み軽減などほかにも嬉しい効果あり。

＝

美肌

ガチプラン
登場する主なメニュー

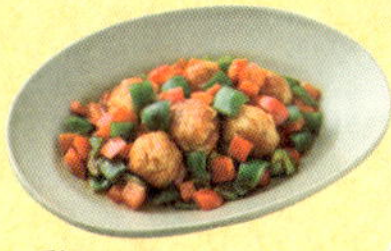

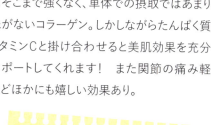

鶏団子ケチャップ

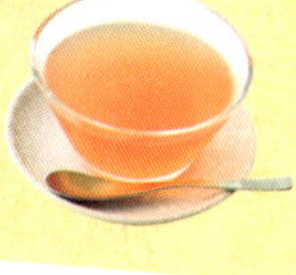

アセロラゼリー

若返り効果の秘密

6

「カルシウム」×「ビタミンＤ」×「マグネシウム」でさらに自分史上最高の骨を目指そう！

カルシウムが骨の材料となり、ビタミンＤがその吸収を助け、さらにマグネシウムが３つのバランスを取りながら骨形成をサポートする、まさに「三本の矢」のような相乗効果を生み出す掛け算です！　この３つがそろえば、骨密度がしっかり向上し、骨がカッチカチに健康的に保たれ、年齢を重ねても美骨を保てます。

実は、骨密度が低いと骨が脆くなるだけでなく、姿勢が悪くなりスタイルが崩れる原因にもなります。また、日常生活での動作が制限され、活動量が減る傾向に。特に、運動をしない方にとっては、この活動量の減少が大きな影響を及ぼします。筋トレなどをしていれば話は別ですが、運動をしない場合は食事での栄養管理が必須。さらに活動量の低下は血流も悪くなり、見た目や若々しさに影響を与えることも。健康で美しい「骨美人」を目指して、ぜひこの掛け算を取り入れましょう！

カルシウム

詳しくは
P77

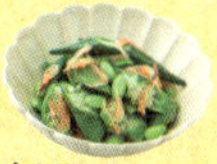

ガチプラン
登場する主なメニュー
オクラと枝豆の桜えび和え

カルシウムは骨を構成する主成分で、骨密度を高めるための基盤。ただ単体だと吸収率が非常に低いので、ほかの栄養素との連携が重要です。

×

ビタミンD

詳しくは
P77

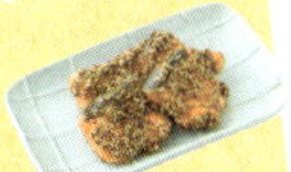

ガチプラン
登場する主なメニュー
鮭のごままみれ

カルシウムの吸収を助け、骨密度を上昇させるための必須栄養素。日光を浴びることでも体内で生成されます。日を浴びる時間が少ない人は、食事からの積極的な摂取が必要です。

×

マグネシウム

マグネシウムは骨の形成と維持に重要なミネラルで、カルシウムとビタミンDの働きをサポート。葉物野菜やナッツ類に含まれますが、かなり量が必要になるのに食事からはあまりとれないので石本的摂取が難しい栄養素ランキング1位。意識しないと必要量がとれないので注意して。

＝

美骨

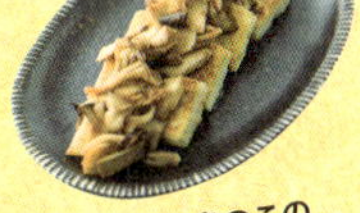

ガチプラン
登場する主なメニュー
もりもりきのこの豆腐ステーキ

「ビタミンA」×「ビタミンE」×「亜鉛」で若返りに差をつける！

ビタミンAとビタミンEの掛け算で、細胞から若々しさをゲット！　この2つだけでも体全体の細胞再生や酸化防止の効果は充分高く、この時点で若々しさは貰ったようなもの。ですがここにさらに亜鉛を掛け合わせることで、若々しさが「ブースト」されるイメージ！

亜鉛は細胞の修復と再生をサポートし、ビタミンAとEの働きを強化してくれます。ただし亜鉛は食事からの摂取が難しい栄養素。本書でも採用している牡蠣がぶっちぎりで亜鉛の含有量が多く、そのほかに入手しやすい食材としては牛肉の特定部位にもある程度含まれます。つまり、食材のお値段も入手難易度もお高めなのです。

まずはビタミンAとEを意識的にとり、よりサポートを加えたい方は亜鉛をプラスしてさらに若返りを目指しましょう！

ビタミンA

詳しくは
P79

ガチプラン 登場する主なメニュー

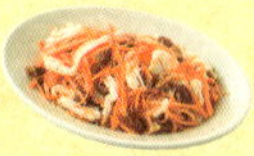

にんじんサラダ

レバーや緑黄色野菜、卵黄などに多く含まれます。入手難易度が低い食材の中だと、レバーとにんじんが圧倒的に含有量が多いです。

×

ビタミンE

詳しくは
P79

ガチプラン 登場する主なメニュー

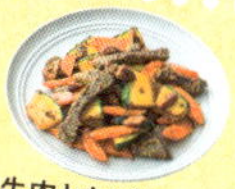

牛肉とかぼちゃのナッツソテー

ビタミンEの含有量が多いものは脂質も多く、若返りだけを考えてたくさんとってしまうとダイエット自体が成功しなくなってしまうので注意。ナッツが最たる例です。

×

亜鉛

細胞の修復と成長に欠かせないミネラルで、免疫機能もサポート。ビタミンAとEの働きを安定させ、体全体に若々しさをもたらします。特に女性は不足しがちなので積極的に摂取したい栄養素です。

＝

アンチエイジング

ガチプラン 登場する主なメニュー

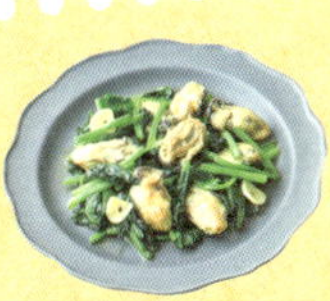

牡蠣とほうれん草のソテー

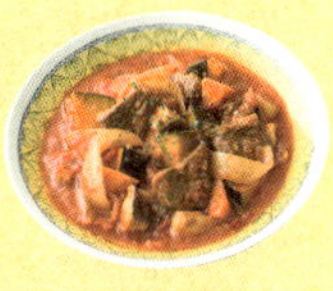

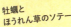

牛肉のトマト煮込み

「むくみ改善」「筋肉を落とさない」「腸内環境を整える」で5kgやせる

掛け算ダイエットの「やせＤａｙ」で狙っていたのは、次の3つの効果です。

①むくみを改善して、顔や脚をすっきりさせる
②運動なしでも筋肉や代謝を落とさずやせ体質に
③腸内環境を整えてダイエット効果アップ&ぽっこりお腹を解消

むくみの原因には、たんぱく質不足、カリウム不足、水分不足、運動不足など様々な要因がありますが、食事で大きく関係するのが塩分のとりすぎです。しょっぱいものを食べると水をたくさん飲みたくなりますよね？　これは、とりすぎた塩分を薄めようとする体の働きによるもので、水分を体にためこむようになり、むくみます。掛け算ダイエットでは、**余分な塩分の排出を促すカリウムを中心に、ビタミンB6、マグネシウム、クエン酸との組み合わせで、むくみ解消をはかっていきます**。さらに、むくみに最も影響を与える夜ごはんは塩分を控えめに設定し、より効果を高めています。

　また、運動なしでもやせるには、カロリーを抑えても筋肉と代謝を落とさないための食事が必要です。そのため、筋肉のもととなるたんぱく質を積極的にとることをベースに、筋肉をスムーズに動かす役割を持ったマグネシウム、筋肉を落とさないためのサポートコンビ・クルクミン&ピペリンとの組み合わせで、やせ体質を目指します。

　さらに、最近は腸内環境とダイエットには深い関係があることがわかってきました。腸の調子が悪いことで代謝が落ちたり、食欲がわいたりすることもあります。腸内環境の悪化で、ガスや便がたまると下腹がぽっこりと出てしまうケースも！　そこで、腸内細菌が働くための食物繊維と、活発に働く腸内細菌を多く含む発酵食品とのベストペアに、**さらに腸内環境にプラスに働き、脂肪燃焼促進効果も期待できる、オメガ3を組み合わせて**、ダイエット成功へと導きます。

やせ効果の秘密 2

「カリウム」×「ビタミンB_6」は異なる働きでむくみ撃退!

女性のダイエットでは体脂肪を落とすことはもちろん大事ですが、実はむくみを取ることも重要。なぜならむくんでいる女性は顔やふともも、ふくらはぎなど太って見えやすい部分に1～2キロの水分をため込んでしまっているから。むくみ対策をするだけでたった7日間でも数キロやせて見た目もスッキリする女性も少なくないのです!

最もむくみを取ってくれる栄養素は間違いなくカリウム。何よりもまずは確実にカリウムを多めにとらないとむくみは改善されません。ただしカリウムはホルモンバランスの乱れによるむくみに対してはあまり効果がないのです。そこでビタミンB6の出番! ビタミンB6を掛け合わせることでカリウムが取りこぼしたむくみをカバーしてくれます。

異なるアプローチでむくみをせん滅する最強の掛け算なのです!

カリウム × ビタミンB_6 = むくみ改善

カリウムは体内の余分な水分を排出し、むくみを和らげる効果があります。特にナトリウム（塩分）に対して最も効果を発揮するので塩分過多の食事の際には多めにとりたいところ。それだけでなく普段から意識して摂取することで慢性的なむくみにも効果的です。

ビタミンB6はアミノ酸の代謝を助けることで有名でタンパク質との相性が良いため、ボディメイク向きな栄養素ですが、本書ではビタミンB6が持つ別の働きとして、むくみ改善狙いで摂取します。女性特有のホルモンバランスの乱れが原因のむくみに効果あり。

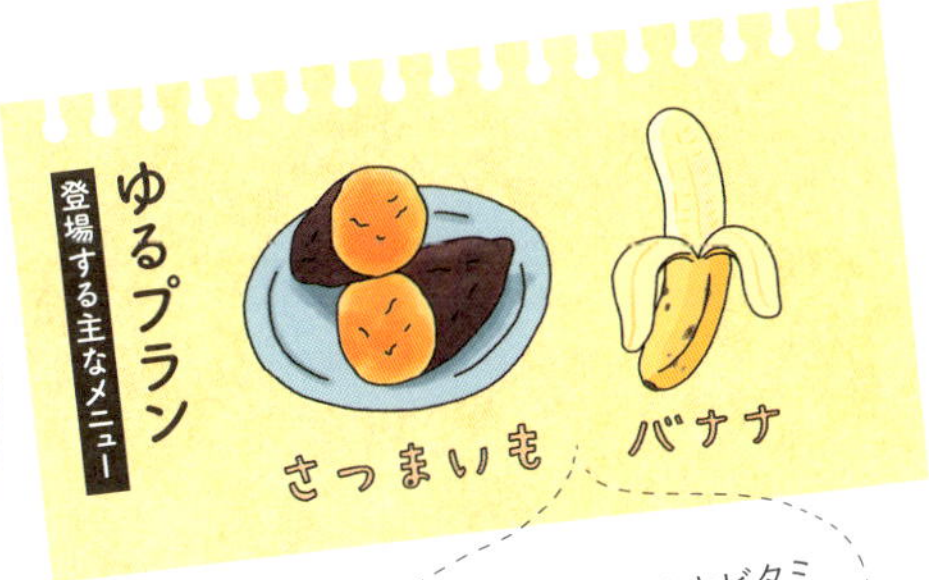

ゆるプラン
登場する主なメニュー
さつまいも
バナナ

どちらもカリウムとビタミンB_6が豊富な食材！

やせ効果の秘密

3

「たんぱく質」×「マグネシウム」で基礎代謝アップ！ さらに活動代謝アップ！

たんぱく質はダイエットにおいて最も重要な栄養素。なぜならたんぱく質が少ないと筋肉が落ちてみるみる代謝が低下。結果的にやせにくくなる上にリバウンドのリスクも上がってしまいます。つまりキレイにやせたい女性が絶対にとらないといけない栄養素ナンバーワン！ そのため、本書ではこの掛け算だけでなく全ての食事でたんぱく質を20g以上とれるように設定し、やせ効果が低下しないようにしています。

ただ運動なしのダイエットの場合、消費カロリーが稼げず難易度が高いので、たんぱく質の効果で筋肉を落とさないようにするだけだとどうしてもやせ効果は弱め。そこで筋肉を元気に動ける状態にしてくれるマグネシウムを掛け合わせて、歩いたり立ったりなど全ての日常生活で得られる消費カロリーの底上げを狙います。この掛け算であれば運動なしでもダイエット成功を実現できます！

たんぱく質

詳しくは ▼ P75

やせ効果としてたんぱく質をとる場合もやはり1食あたり20g以上とらないとNG。量が足りないと仕事してくれない栄養素なのです。

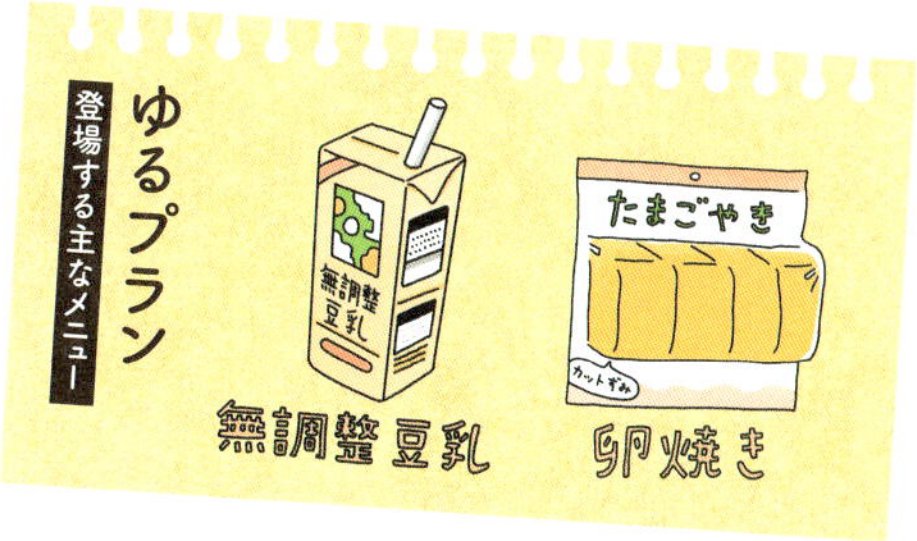

×

マグネシウム

詳しくは ▼ P83

筋肉の収縮とリラックスに必要で、摂取が少ないと筋肉がまともに動いてくれません。日常の全ての動作で発生する活動代謝が減少し、ダイエット的に不利になってしまいます。

＝

やせ体質

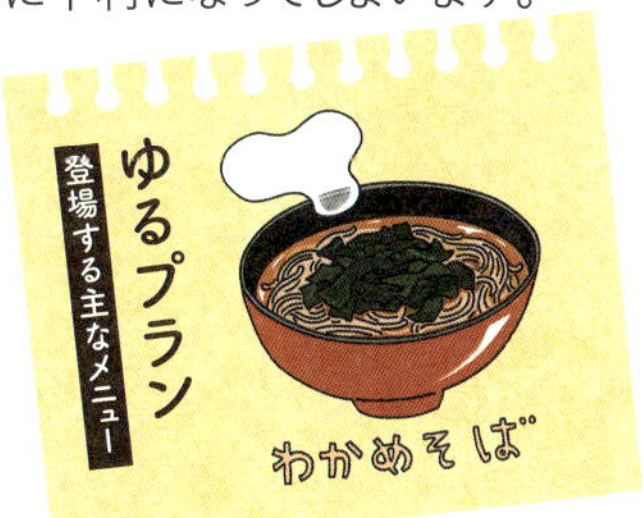

やせ効果の秘密

4

「食物繊維」×「発酵食品」で腸内環境を整えてダイエット効果アップ!

食物繊維と発酵食品は腸内環境に良い栄養素として知られていますが、実はどちらも単体でとるとまともに仕事ができないのです。食物繊維は腸内環境を良くする「道具」で発酵食品は腸内環境をよくする「仕事人」。どちらも片方だけでは仕事が進まないのは明白です。むしろ食物繊維だけを多くとると便秘になってしまうなんて人も。

そこで大事なのはこの2つを掛け合わせること! 1食もしくは1日の中で食物繊維と発酵食品の〝両方〟をとることを意識すると、腸内環境の改善がみるみる進みます。最近は腸内環境の悪さがダイエットの効率を著しく下げるという話もあるくらいに腸内環境とダイエットは密接に関係しています。もちろん腸内環境の悪化はおなかポッコリの原因にもなるので、やせを目指すならこの2つをしっかりと掛け合わせてとるべし!

食物繊維

食物繊維は腸内環境を整える働きがあります。最近では健康のためにとっておいた方が良い栄養素として上位にランキングされることが多く、健康を高める目的のレシピでもよく取り入れられています。ダイエットのためにも健康のためにもしっかりとりましょう！

×

発酵食品

発酵食品には食物繊維とは異なる方向性で腸内環境を改善する働きがあります。発酵食品に含まれる乳酸菌やビフィズス菌といった善玉菌が腸に入ると、腸内の悪玉菌を減らし、腸内が元気に。今はやりの腸活と言ったらこれ！という栄養素ですね。

＝

腸活

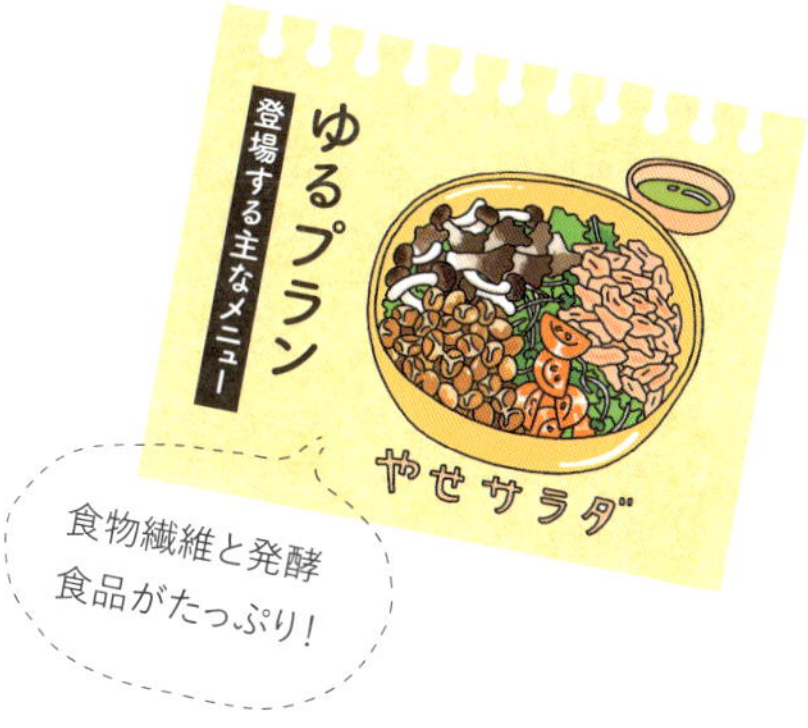
ゆるプラン
登場する主なメニュー
やせサラダ
食物繊維と発酵食品がたっぷり！

やせ効果の秘密 5

「たんぱく質」×「クルクミン」×「ピペリン」で筋肉も代謝もアップ！ やせ体質に！

ダイエットでは代謝を下げないことが非常に重要ですが、最も代謝に影響を与えるのは筋肉量の変化です。筋肉さえ減らさなければそうそう代謝は低下しません。たんぱく質は筋肉を減らさないようにする効果、なんだったら増やす効果が全栄養素の中でもぶっちぎりの1位。ここだけは絶対に欠かしてはいけません。

ただ、いくら筋肉がしっかり維持できていてもダイエット中はどうしても減少しやすい代謝。そこでクルクミンの登場です！　幅広いダイエット効果を持つクルクミンを掛け合わせることで、タンパク質だけでは守りきれない体全体の代謝をサポートしてやせ効果の低下を防ぎます。そしてさらにピペリンを掛け合わせることで、クルクミンの吸収率を高めてクルクミンが持つダイエット効果を最大限に発揮させる作戦です。

たんぱく質 × クルクミン × ピペリン ＝ やせ体質

詳しくは
▼
P75

たんぱく質とクルクミンが一度にとれる!

ガチプラン
登場する主なメニュー

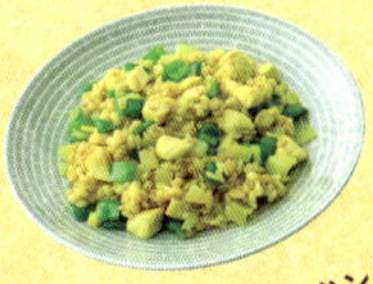

ターメリックチャーハン

クルクミンはターメリックに含まれ、ひとつひとつの効果はそこまで強くはありませんが、体全体の代謝をサポートしたり、脂肪細胞の増加を抑えたり、血糖値を安定させる働きがあることで幅広いダイエット効果が期待できる栄養素です。

ピペリン自体にはダイエット効果は全くないですが、クルクミンの吸収率を大幅に高めてくれるため、掛け算によるダイエット効果の底上げという点で真価を発揮する栄養素です。

ガチプラン
登場する主なメニュー

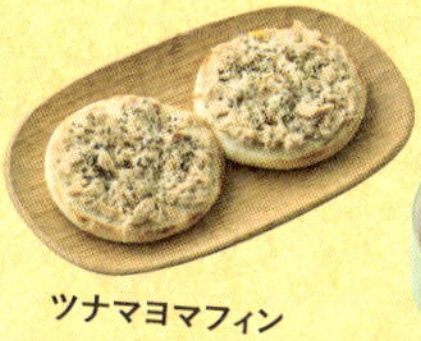

ツナマヨマフィン

まるごと
トマトスープ

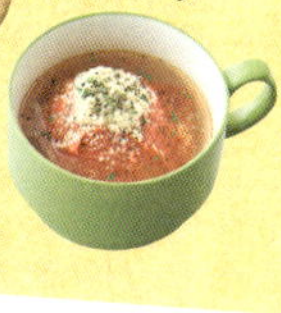

「カリウム」×「マグネシウム」×「クエン酸」で攻めのむくみ改善！

ガチプランでは最強のむくみ改善栄養素である「カリウム」にマグネシウムとクエン酸を掛け合わせます。マグネシウムはカリウムと一緒にとれば、さらに水はけを良くしてくれる栄養素。そしてクエン酸は体を元気にしたり血行を良くしたりする方向でむくみを撃退してくれる栄養素。ゆるプランのカリウム×ビタミンＢ６は「守り」のむくみ改善といったイメージで、今あるむくみの状態を正常にすることがメインの目的。カリウム×マグネシウム×クエン酸は「攻め」のむくみ改善で、現状のむくみを解消するだけでなくさらに通常のむくみ改善の方法では取りきれない余分な水分まで排出し、むくみが一切存在しない状況を狙っていきます。ただしクエン酸は活動量が多ければ多いほど効果が増していくので、運動とは言わずとも少し日常生活を活動的に過ごすと、より相性よし！

カリウム

詳しくは
▼
P89

ガチプラン
登場する主なメニュー

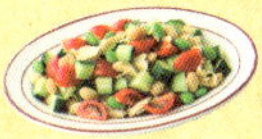

ささみと豆のサラダ

カリウムは様々な食材に含まれており摂取自体はそこまで難しくないですが、むくみ改善に必要な摂取量となると豊富に含まれている食材を意識して選ぶ必要があります。

×

マグネシウム

詳しくは
▼
P83

ガチプラン
登場する主なメニュー

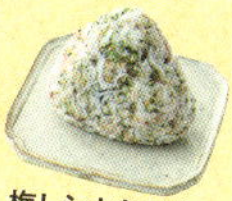

梅しらすあおさおにぎり

カリウムとの相性が良く、むくみ改善の効果を増強してくれます。マグネシウム自体の頑張りというよりもともとむくみに対して強力なカリウムをさらに強くしてくれるイメージです。

×

クエン酸

クエン酸自体にむくみ改善の効果はあまりありませんが、クエン酸は血行を促進し、体の疲れを取りながら、体内の循環を良くしてくれる栄養素。クエン酸の効果で体が元気になることで自然と日常的な動きが活発になり、結果としてむくみが改善されやすくなります。

＝

むくみ改善

ガチプラン
登場する主なメニュー

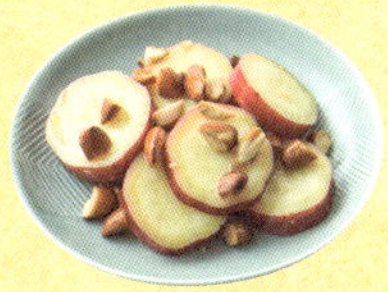

さつまいものレモン煮

やせ効果の秘密

7

「食物繊維」×「発酵食品」×「オメガ3脂肪酸」で 腸も下腹ぽっこりもスッキリ!

まずはゆるプランにも登場した食物繊維と発酵食品の組み合わせで腸内環境を改善。ガチプランではさらに別方向で腸内環境にプラスに働くオメガ3を掛け合わせます。オメガ3は強い抗炎症作用と若干の脂肪燃焼促進効果があり、ダイエット目的の掛け算として最高! また下腹ぽっこりで悩む女性も多いですが、腸内環境と慢性的な体調の悪さが原因であることも。オメガ3は腸内環境改善だけでなく幅広い不調の改善にも貢献してくれるので、なんとなく調子が悪い部分に役立つ可能性も。

またささみやブロッコリーなど高たんぱく低脂質なものばかりを食べ、脂質の摂取が少なすぎることで便秘を招いてしまう人もいます。その点オメガ3をとろうとすると必ずある程度の脂質をとることになるので自然と便秘解消にも貢献してくれます。この3つの掛け算はやせ体質を目指して腸も下腹もスッキリしたい人にうってつけ!

食物繊維

詳しくは
P93

ガチプラン
登場する主なメニュー

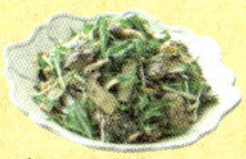

ごぼうときのこのサバ水菜サラダ

食物繊維は野菜、果物、豆類などに豊富で、お肉や魚、卵には含まれていないので、たんぱく質ばかり意識すると足りなくなるので注意。

×

発酵食品

詳しくは
P93

ガチプラン
登場する主なメニュー

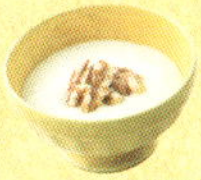

くるみヨーグルト

発酵食品と言えば、納豆・ヨーグルト・キムチが定番。この3つを意識して食事に取り入れることが、腸内環境改善のコツ！

×

オメガ3脂肪酸

青魚やくるみに多く含まれる脂質界最強の栄養素。健康効果は心臓疾患、リウマチ、メンタルの不調、視力低下の改善など。ダイエット効果は脂肪燃焼、食欲コントロール、筋肉量の維持など効果の大小はあれど様々なメリットをもたらしてくれます。とらない理由が存在しません。

＝

腸活

ガチプラン
登場する主なメニュー

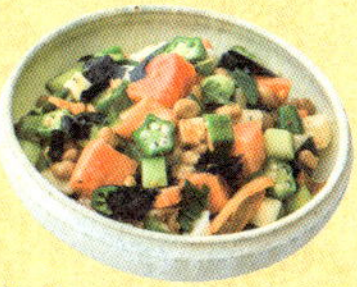

サーモンキムチナムル

たんぱく質は１食20g以上、１日で最低でも60g以上とる

僕が今までたくさんの女性を指導してきた経験と培ってきた知識から、老けずに健康的にやせるには、筋肉や肌など、体全ての素材となるたんぱく質を、最低でも１日60g以上とることは絶対条件です。

たんぱく質をとると、まず筋肉が落ちにくくなります。もっと言えば、筋肉があればあるほど代謝が上がって、体脂肪が燃えやすくなります。「ダイエットはたんぱく質から始まる」と言っても過言ではありません。

１日60g以上なので、１食あたりにとるたんぱく質は20g以上。「20gってどのくらい？」と思う人は、「ゆるプラン」のメニューにも登場した「サラダチキン」の食品成分表を見てみましょう。１パック（１００g前後）で、たんぱく質が20g程度です。つまり、毎食、最低でもサラダチキン１個分くらいのたんぱく質をとることが

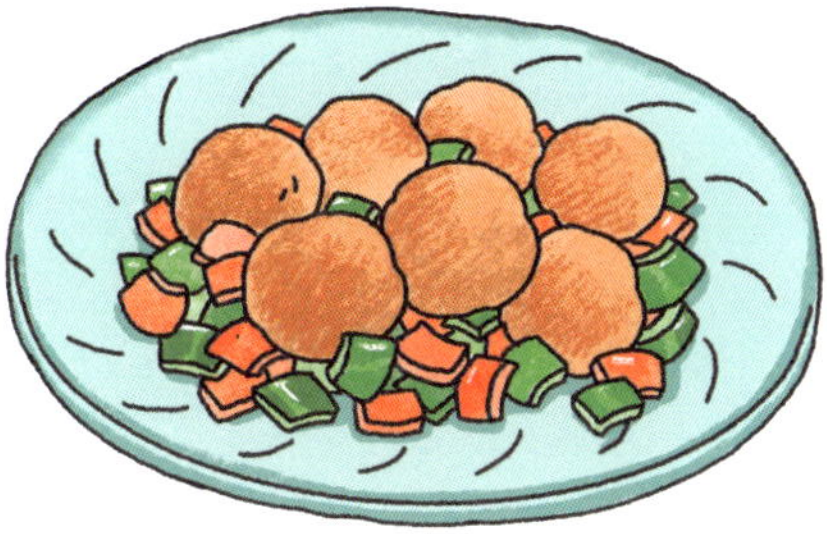

必要。これは、意識して食べないとなかなか達成できない量です。たんぱく質が不足してしまうと、やせにくくなるだけでなく、肌や髪のツヤがなくなってきます。また、血液中のたんぱく質「アルブミン」には、血管の内側と外側の水分量を調節する働きがあります。そのため、たんぱく質が不足すると、うまく水分量をコントロールできなくなり、むくみを引き起こします。

掛け算ダイエットの「ゆるプラン」「ガチプラン」のメニューは、より高いダイエット効果を求めて、１食につき、たんぱく質が20ｇよりもやや多めにとれるようになっています。本を見てマネして食べるだけで、やせ体質の土台ができます。

ただし、早くやせたいからと言って、たんぱく質をとりすぎると腸内環境が悪くなったり、肝臓や腎臓に負担がかかることに！　１日60〜１００ｇを目標にしましょう。

質の高い脂質を適切にとるから やせても老けて見えない！

「脂質＝カロリーが高く太る！」と考えている人は多いと思います。

脂質は1gあたり9kcalで、3大栄養素の中では最も高カロリー。とりすぎると皮下脂肪だけでなく内臓脂肪が増え、メタボリック症候群を引き起こす原因にもなりかねません。健康のためにはもちろん、特にダイエット中には控えたい栄養素です。

一方で脂質は女性らしさを作る女性ホルモンと密接な関係があります。ホルモンは、脂質の種類のひとつである、コレステロールから作られます。そのため、**摂取カロリーを落とそうとして脂質を大きくカットしてしまうと、肌がカサカサになったり、髪がパサパサになったりします。これでは、体脂肪や体重が落ちても老けた印象になり、残念な結果に……**。やせると同時に若々しさを取り戻すためには、適量な脂質摂取が必要不可欠です。

掛け算ダイエットでこだわったのはやせと若返りを同時に叶えること。多くのダイエット本はやせることだけに注力し、脂質を極力カットする内容のものが多いですが、この本ではあえて女性ホルモンの分泌促進と若返り効果の高いビタミンA・D・Eを摂取する際の吸収率を大幅に高めるために脂質を一定量入れています。

だからこそ一般的なダイエット本とは違い、無脂肪ヨーグルトではなく脂質の多いチーズや、牛ヒレ肉ではなく牛肩ロースを取り入れています。さらにオメガ3と言われる体に非常に良い脂質を多く含むサバや鮭・くるみなどの食材をちりばめました。

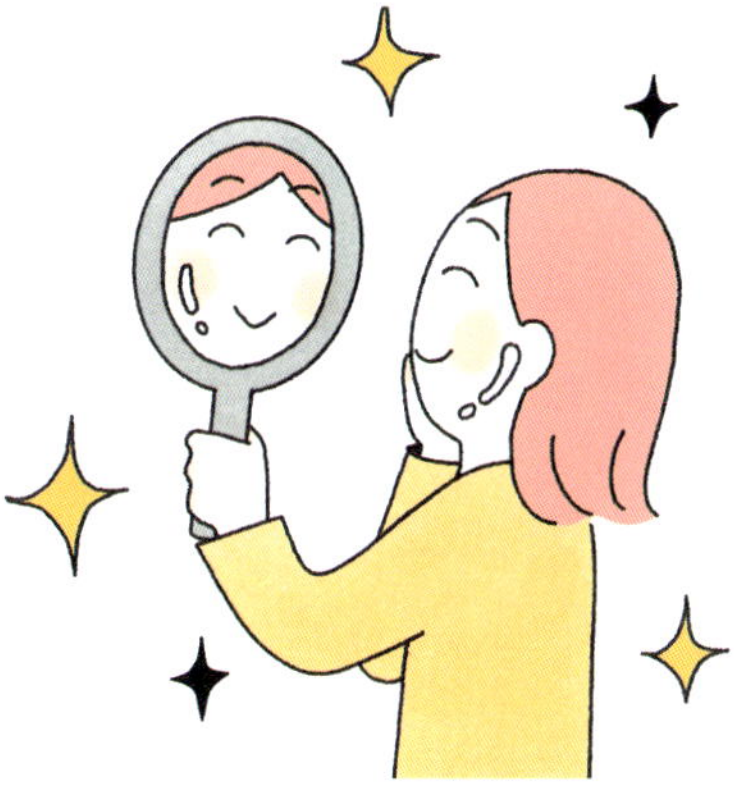

良質な脂質の摂取やビタミンA・D・Eの吸収率を考慮した食事法は、若さを取り戻すだけでなく、10年後、20年後のあなたの姿に大きな影響を与えます。美は日々の積み重ねによってつくられるもの。掛け算ダイエットをきっかけに食習慣を見直して、10年後も細胞レベルの若々しさをキープしちゃいましょう。

糖質を制限せずに「控える」から、やせて若返る

糖質は、私たちの体を動かすための大切なエネルギー源です。ただ、とりすぎると体脂肪として蓄えられるため、脂質と同様、「糖質＝ダイエットの敵」ととらえている人も多いようです。

しかし、エネルギー源となる糖質を徹底的にカットしてしまうと、体にエンジンがかからなくなり、体を動かすパワーもなくなります。すると元気に活動できなくなり、代謝が落ちて、やせにくい体へまっしぐら！　だからと言って毎食糖質をしっかりとってしまうとカロリーオーバーになりなかなかやせません。糖質をしっかりとってもやせるのは毎日のようにたくさん運動をしている場合のみ。しかしこの本を手に取った皆さんは運動なしでやせる方法を模索しているはずです。

そもそも運動なしで食事だけでやせるには、日常生活の中で代謝を上げていくこと

がとても重要です。糖質を制限して代謝が下がってしまうと、一時的に体重が減ったとしても、ダイエットの停滞を招いたり、最悪リバウントしたりすることも。

そのため、**掛け算ダイエットでは、糖質を制限するのではなく、活動量が増える朝や昼のメニューでとり、活動量が減る夜のメニューでは糖質を控えています。このように最適なタイミングで糖質をとることで運動なしでもやせ効果が高まるのです。**

そしてやせだけでなく、若返りの効果を出す糖質のとり方のコツは「プラスα」を意識すること。**食物繊維が豊富な「さつまいも」、質の良いたんぱく質がとれる「そば」、ビタミン・ミネラルが豊富な「フルーツ」など、糖質だけでなく若返り効果をもつ栄養素を含む食材を、朝や昼のメニューに頻繁に取り入れています。**

その結果、糖質を制限せずに少し控えるだけで、やせと若返りを同時に実現することができます。

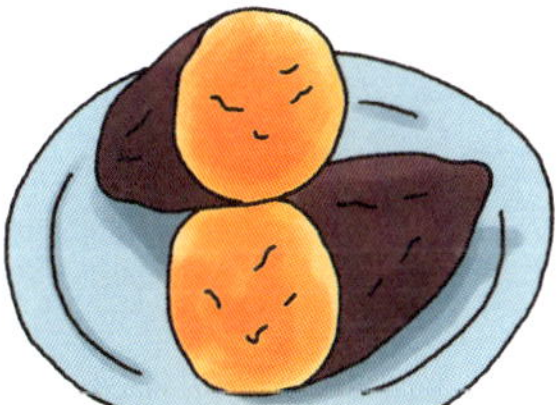

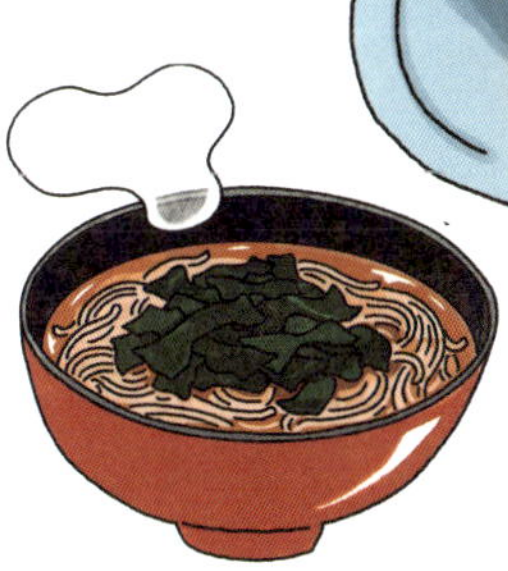

3大栄養素以外にも注目！相乗効果で確実に結果が出る

掛け算ダイエットが、ほかの食事によるダイエット法と決定的に違うのは、栄養素や食材の組み合わせによる掛け算効果によって、「最短で最高の結果を出す」&「やせると同時に、若々しさを取り戻せる」ことです。

今まで世の中で紹介されてきたダイエットのための食事は、たんぱく質、脂質、糖質の3大栄養素のとり方を考えているものばかりでした。

「糖質をとりすぎると、体脂肪として体内にためこんで肥満の原因になるので、糖質を制限してやせる」（＝糖質制限ダイエット）

「カロリーの高い脂質を制限して、消費カロリーよりも摂取カロリーを抑えてやせる」（＝カロリー制限ダイエット）

「たんぱく質を積極的にとり、筋肉を増やして代謝をアップし、体脂肪が燃えやすい体を目指す」（＝高たんぱくダイエット）などです。

それに対して、**掛け算ダイエットでは、３大栄養素にビタミン、ミネラルを含んだ「５大栄養素」、さらにアンチエイジングや健康効果で注目される抗酸化物質なども含めて、若返り＆やせの効果が最大限に得られる、栄養素や食材の組み合わせ**を徹底的に追求して、７日間のメニューに落とし込みました。

「ゆるプラン」では２つの組み合わせ、「ガチプラン」では３つの組み合わせで、最強の相乗効果を狙い、誰でもマネして食べるだけでラクにキレイにやせられる、全く新しいスタイルのダイエット法になっています。

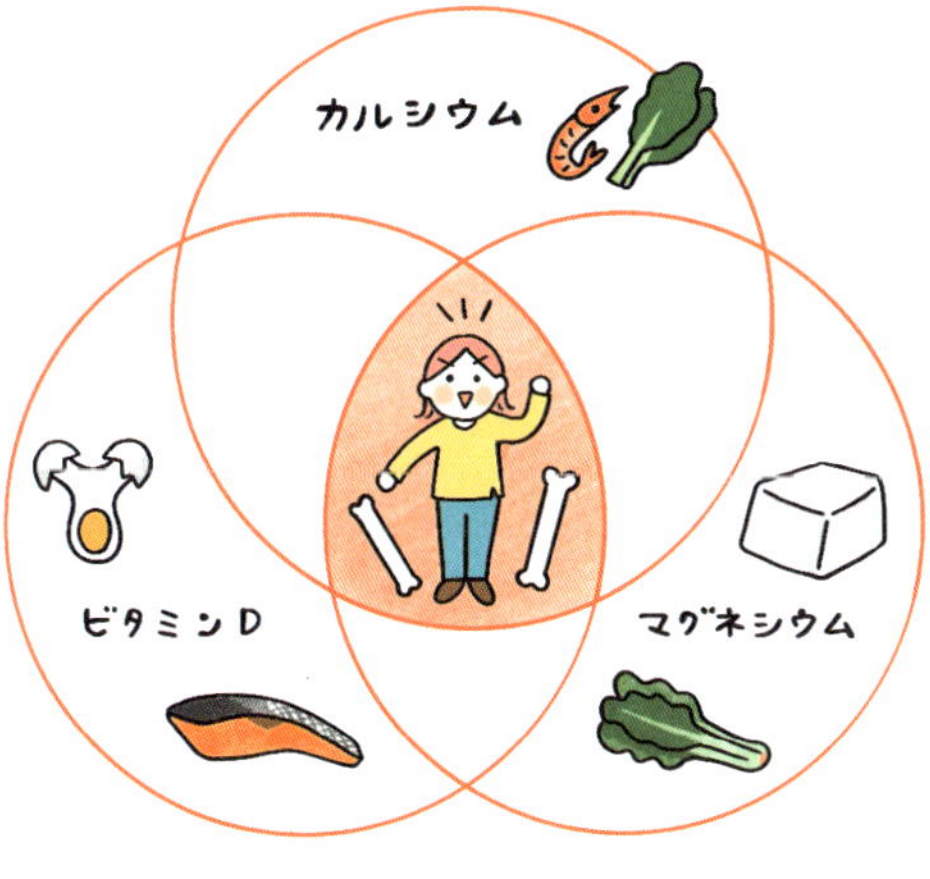

栄養素の掛け算で運動一切なしでも体が変わる

掛け算ダイエットのもうひとつの大きな特徴は「運動一切なしで、たった7日間1日3食、本の通りにマネをしてきちんと食事をとるだけで、体も見た目も変わること」です。その秘密は、運動なしでもやせてきれいになるための栄養素を余すことなくとれているから。

運動をしないということは、基本的に消費カロリーを増やすことができません。でも、やせるためには、摂取カロリーを消費カロリーよりも抑えることが必要です。すなわち、今までよりも1日の食事のカロリーを低くしなければなりません。そこでカギを握っているのが、先にもお話をした、栄養素の掛け算効果です。

やせてきれいになるための栄養素を単品の食材でとろうとすると、「あれも、これも……」と増えてカロリーを抑えるのが難しくなってしまいます。でも、**栄養素の組**

み合わせによる相乗効果を活かすことで、最低限の摂取カロリーで最大限のやせ＆若返り効果を出すことができます。

さらに、運動なしでも代謝が下がらないような効果を出せる掛け算も取り入れています。たとえば、ゆるプランで登場した「たんぱく質×マグネシウム」などです。

繰り返しになりますが、これまでの食事によるダイエット法の多くは、たんぱく質、脂質、糖質の３大栄養素の摂取バランス（＝ＰＦＣバランス）が中心でしたが、掛け算ダイエットでは、ビタミンやあまりなじみのない栄養素なども登場していますよね。

仕事や家事で忙しくて運動する時間がとれない、運動が苦手で続かない人も気軽に取り組めて結果が出る掛け算ダイエットで、ストレスなく、楽しみながら、理想の体を手に入れてくださいね。

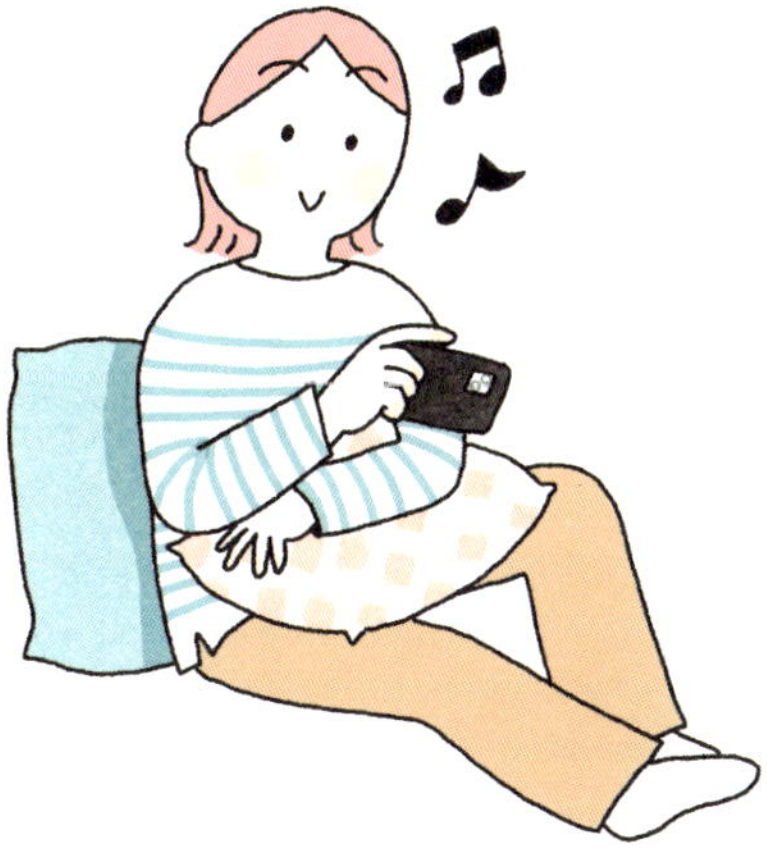

1日1200kcal前後、質のよい食事で体が変わる！

運動一切なしで食事だけでやせるには、摂取カロリーをある程度削る必要があります。しかし、体重を落とすことだけを考えて過度なカロリー制限をすると、筋肉が減って美姿勢を保てなくなったり、栄養不足で肌にハリがなくなったりして、老けた感じに。さらに、代謝も悪くなりやせにくくなってしまいます。

そこで、掛け算ダイエットでは「ゆるプラン」も「ガチプラン」も、１日の摂取カロリーを１２００kcal前後に設定しています。僕がこれまで多くのダイエットやボディメイクを指導してきた経験では、大半の女性は摂取カロリーを約１２００kcalにすると、体重が減り始める人が多いからです。

成人女性30〜49歳で、１日のほとんどを座って過ごすなど運動習慣がなく、活動量が少ない場合、一般的に１日の必要カロリーは１７５０kcalとされています。それに対して、１２００kcalと聞くと「摂取カロリーが少なすぎるのでは？　お腹がすいてしまいそう」と不安になる人もいるかもしれません。

掛け算ダイエットでは、単純に摂取カロリーを制限するのではなく、栄養素の組み合わせ、糖質の摂取タイミングなどを考慮して献立を組み立てていますので、安心してください。具体的には、カロリーが増えてもダイエットにあまり影響しない朝や昼は、体のエネルギーや肌の潤いに必要なカロリーをきちんととり、カロリーが増えるとやせ効果が落ちてしまう夜は、カロリーを抑えています。そのため、カロリー制限や糖質制限のダイエットで起こるような空腹感を覚えることは、あまりありません。**やせて若返るために必要な栄養素を、最適なタイミングで質の高い食事からとる**ので、ストレスなく続けられて結果も出るのです。

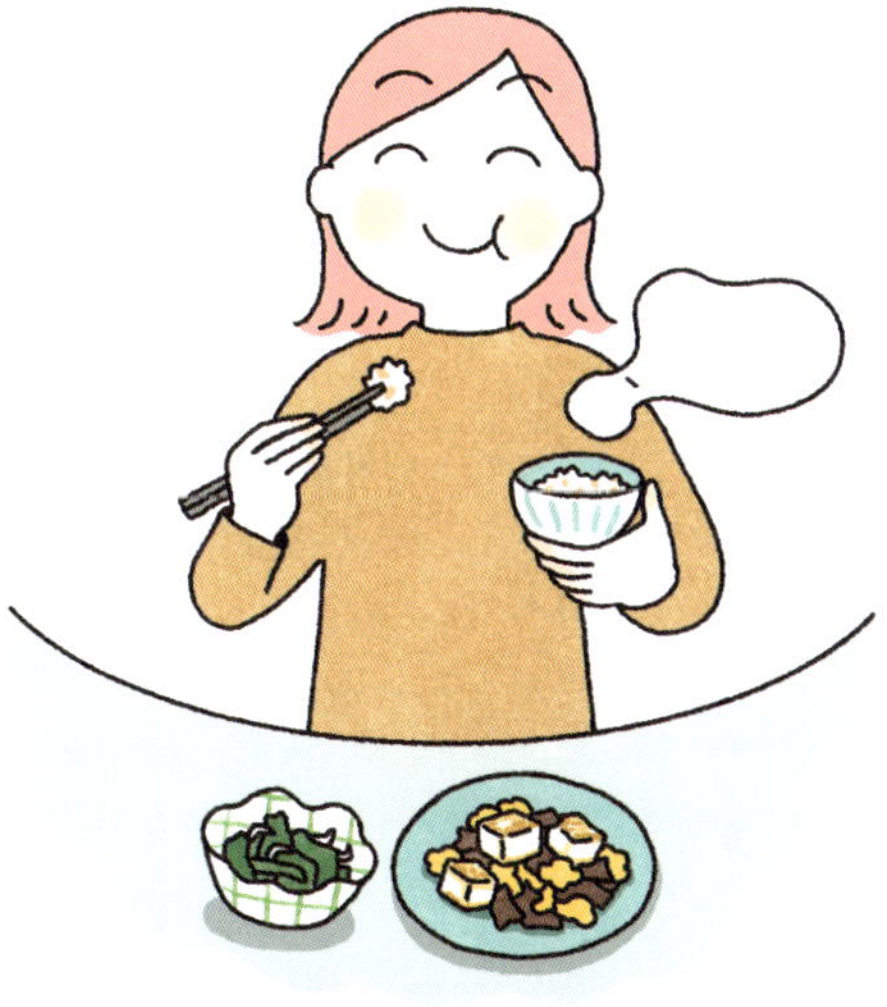

やせる＝不健康じゃない！ 若返り＆やせで健康な体も手に入る

掛け算ダイエットは、若返り＆やせに特化したメニューですが、もうひとつ大きな効果があります。それは、もれなく「健康」な体になることです。

ダイエットをしてやせてきれいになりたいと思う一方で、「食事制限でやせることは不健康なのでは？」といったイメージを頭のどこかに持っている人も少なくないようです。実際、「○○をしっかり食べないと不健康」「○○kcal以上の食事をしないと不健康」といった情報は数多くあります。真面目な人ほどそれらを信じて「あれも大事、これも大事」といろいろと食べて、結果的にカロリーオーバーになり、太り気味になっているケースも！　これでは、健康的にはなれるかもしれませんが、ぽっちゃりさんからは抜け出せません。掛け算ダイエットであれば、やせて健康になっても、不健康にはならないので安心してくださいね。**ビタミンやミネラルはもちろん、栄養素の摂**

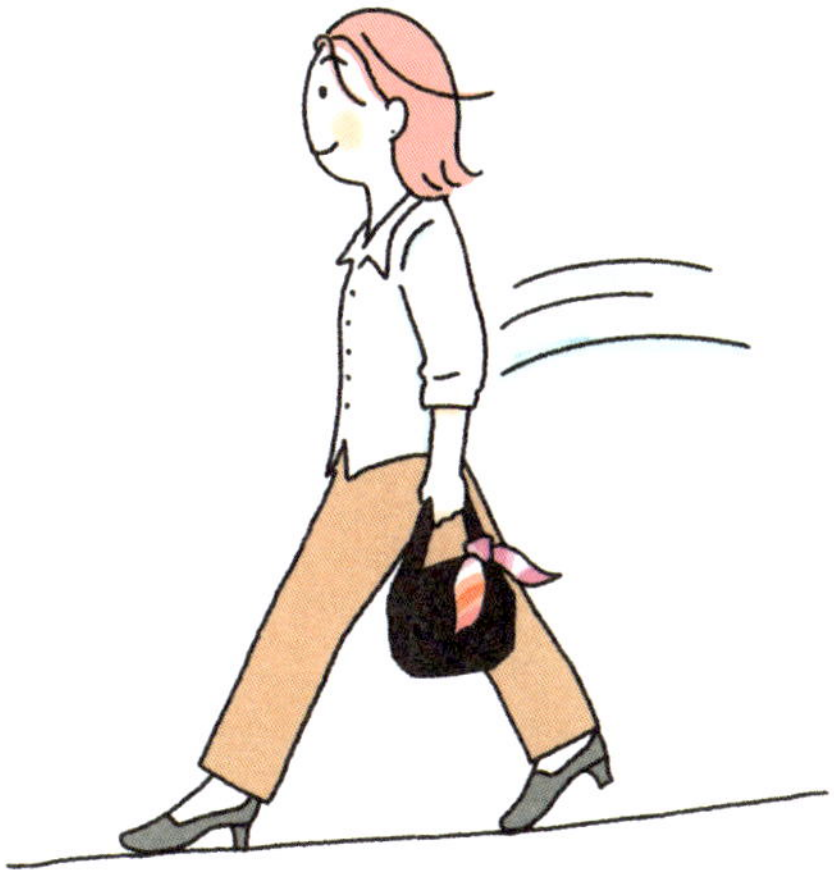

取タイミングまで考慮されているので、やせて若返るだけでなく、健康診断などの結果が劇的に改善する可能性も充分あります！

また、膝や腰が痛くなって整形外科で診てもらうと、たいていは最初に「体重を落として、膝や腰への負担を軽くしてください」と言われて、減量や運動を指示されます。運動はもちろん大切ですが、今まで運動習慣のなかった人が、運動で体重を落とすにはある程度の時間がかかる上、ケガのリスクが上がる場合も。掛け算ダイエットを7日間実践して体重を落とす方が圧倒的に効率がよく、膝や腰への負担も早く解消して、痛みの軽減にもつながるはずです。

掛け算ダイエットで体の中からも外からも元気になり、年齢を重ねても好きな洋服を着てお出掛けしたり、旅行などを精力的に楽しんだりしてくださいね。

塩分と上手につきあって むくみにくい体に

掛け算ダイエットは、栄養素の組み合わせの相乗効果によって、短期間でのやせ＆若返り効果を狙っていますが、その効果を後押しする要素があります。それが「塩分」のとり方です。

塩分は私たちの体内で様々な働きをしており、生命維持に欠かせないものです。そのひとつが、体内の水分量の調節です。塩分を摂取すると、体内でナトリウムと塩素にわかれて吸収されます。中でもナトリウムはカリウムと協力して、水分量をコントロールします。そのほかにも、塩分は神経や筋肉の働きを助けたり、消化や吸収を助けたりもしています。

ところが、塩分をとりすぎると、高血圧や腎臓病、さらに脳卒中や心臓病などの深刻な健康トラブルのほか、美の大敵である「むくみ」の原因になります。私たちの体

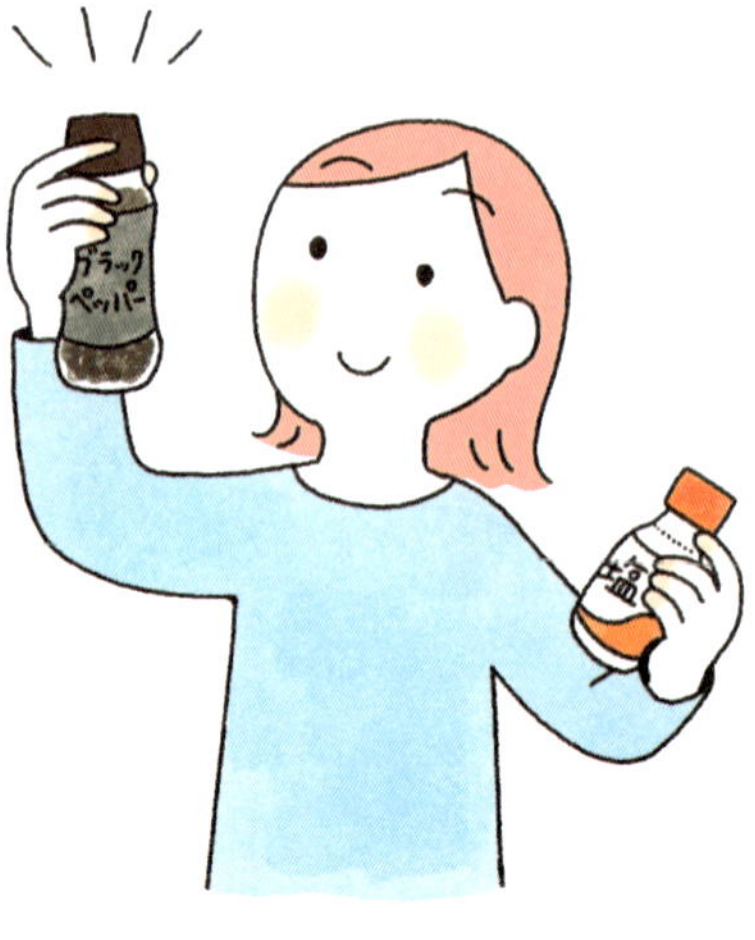

には塩分濃度を一定に保つ働きがありますが、塩分過多になると、塩分の濃度を薄めようとして水分をためこんで、むくみやすくなるのです。**特に夜に塩分をとりすぎると、翌朝に顔や脚がむくんでパンパンに。このむくみを解消すれば、それだけですっきりとして、スリムな印象に変わります。**

掛け算ダイエットでは、この点に着目し、体に必要な塩分は活動量が高まる朝と昼にとり、夜は極力控えています。より結果にこだわった「ガチプラン」の夜のメニューでは、１食あたりの塩分摂取量を１ｇ前後に抑えています。さらにしょうゆや塩を最小限に控えても美味しく味わえるように、塩分量の少ない様々な調味料や薬味などを上手に取り入れています。

ダイエットと言うと体脂肪を落とすことだけに意識が向きがちですが、体脂肪が減ってやせるのも、むくみを改善してやせるのも、どちらもアナタの見た目を美しく変えてくれます。掛け算ダイエットを参考に、むくまない体づくりを目指しましょう。

7日間のチャレンジが終わったあとは ゆるとガチを自由に組み合わせてOK！

最初の7日間、この本の通りにマネをして食べてみて結果を実感できた人は、そのまま、2周目、3周目と続けていくことで、ますます効果が期待できるでしょう。「ゆるプラン」で結果が出た人は、「ガチプラン」にも挑戦してみるのもよいでしょう。

一方、思ったような結果が出なかった人も、あきらめないでください。ダイエットには、変化が出やすいときと、そうでないときがあります。今は大きな変化を感じられなくても、7日間の挑戦で、アナタの体の中の細胞は確実にキレイに生まれ変わり、やせ体質へと変わり始めています。ここでやめてしまったら、もったいない！　自分の可能性を信じて、ぜひしばらく続けてみてください。

さらに、2周目以降は、「もう少し自由度が高いと続けられそうなんだけれど……」、という人は、自分流にカスタマイズすることもできます。そのポイントを2つ紹介します。

①朝ごはんと昼ごはんのメニュー・「ゆるプラン」と「ガチプラン」は入れ替えOK

朝ごはんと昼ごはんのメニューは入れ替えても効果が変わらないように作ってあります。例えばゆるプランのやせDay2日目であれば朝ごはんに無調整豆乳とわかめそば、昼ごはんにプロテインとさつまいもとバナナといった形です。ただし夜ごはんだけは塩分量など細部まで調整しているので入れ替えはNGです。

また、「ゆるプラン」と「ガチプラン」の入れ替えも可能です。例えば朝ごはんと昼ごはんは若返りDayのゆるプ

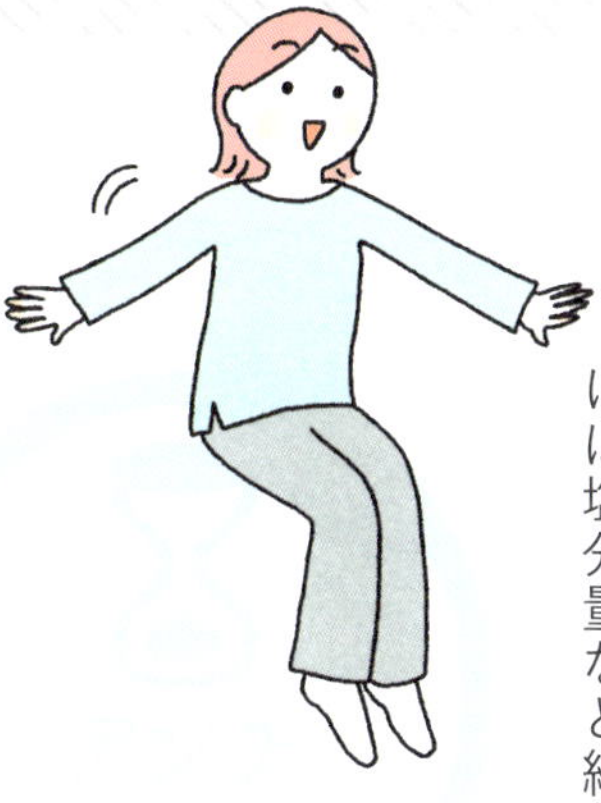

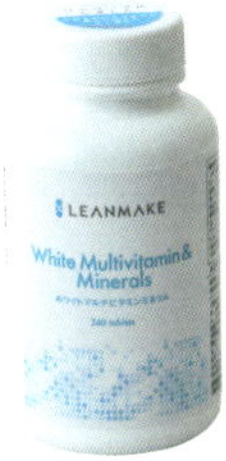

「ホワイトマルチビタミン&ミネラル」
（撮影協力：女性専門フィットネスショップ リーンメイク）

朝は食欲がない、野菜が苦手であまりたくさん食べられない……など、食事のとり方に自信がないときには、サプリメントを上手に活用するのもひとつの方法です。

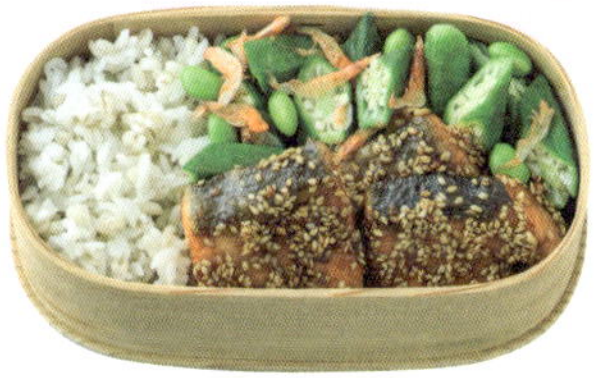

「ガチプラン」の昼メニューは、実はすべてお弁当にもぴったりの献立です。写真のような曲げわっぱのお弁当箱に詰めるとダイエットメニューには見えない楽しいランチに！

ラン、夜ごはんは若返りDayのガチプランなど。ただし朝ごはんと昼ごはんはやせDay、夜ごはんは若返りDayのように、やせDayと若返りDayを1日の中で混ぜるのはNG。

②普段の食事にできるだけ掛け算ダイエットを取り入れる

7日間すべてを掛け算ダイエットにするのは大変……という人は、普段の食事のなかに、できる範囲で掛け算ダイエットを組み込んでみてください。例えば週末だけ頑張れる人は土曜日はゆるプランの若返りDay、日曜日はガチプランのやせDayにするなどです。または1日のうちの1食だけを置き替えるだけでも効果アリ。夜だけは掛け算ダイエットを取り入れるというのもひとつの方法です。

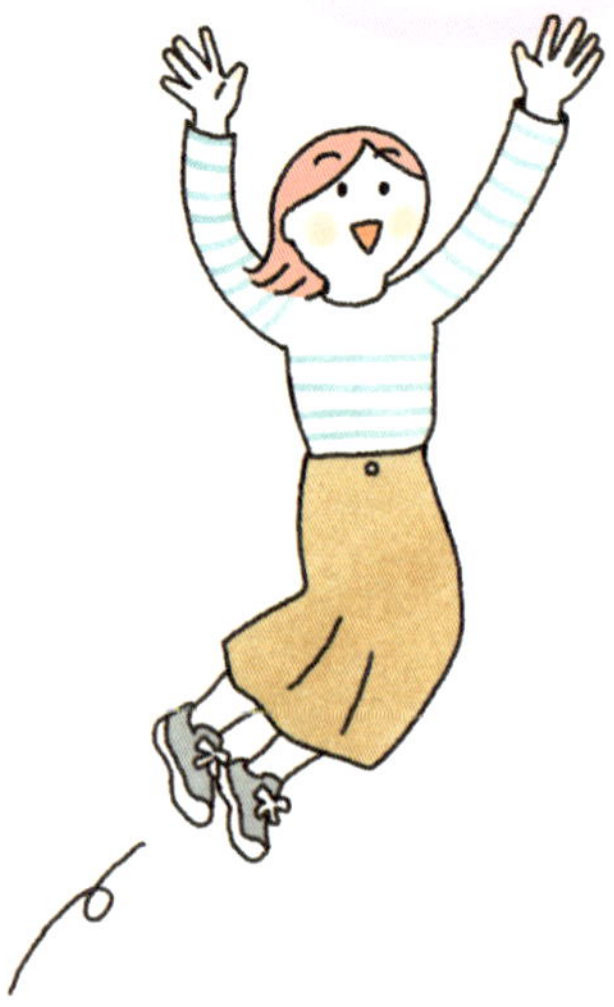

巻末

Special

もやもやを解消して
食べやせに全集中!!

神やせ掛け算ダイエット

なんでもQ&A

「ゆるプラン」「ガチプラン」にチャレンジしているときに
食べ物選びで迷いそうな部分や不安になりやすいこと、
掛け算ダイエット全般で
気になりがちなことについてお答えします。

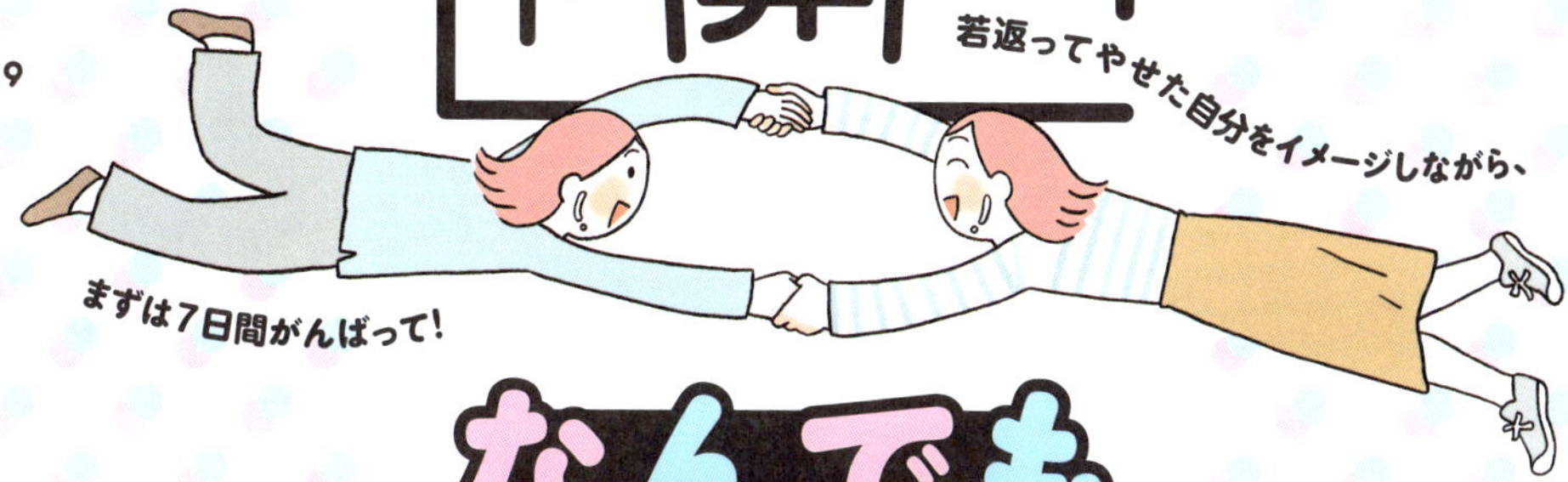
若返ってやせた自分をイメージしながら、
まずは7日間がんばって!

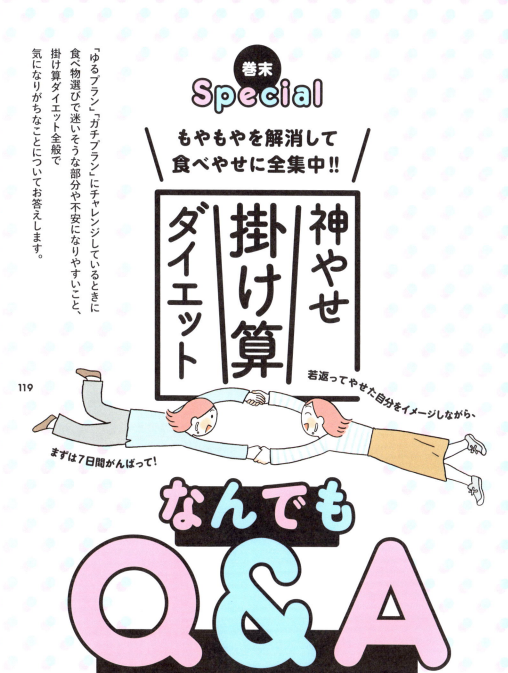

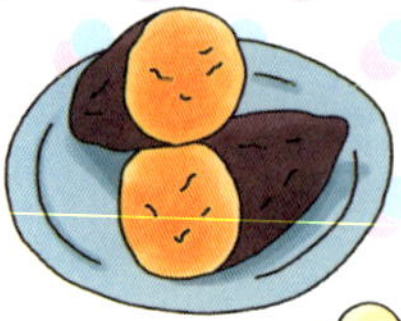

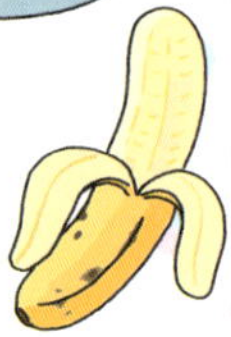

Q1 「ゆるプラン」の朝メニューにある バナナやさつまいもは モノによって大きさが違いますが……。

A サイズはそこまで気にする必要なし！

一般的な大きさであれば、どんなサイズでも1本で大丈夫。多少の大きさの違いではダイエット効果に大きな影響が出ないように計算して作っているので、安心して楽しみながら挑戦して。効果を最大化したい人は指定量を守りましょう。

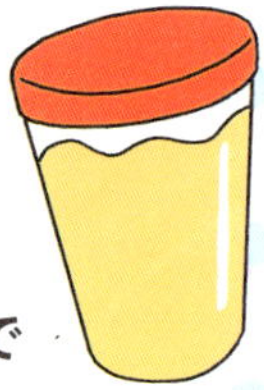

Q2 「ゆるプラン」の朝メニューの プロテインは、水ではなく、牛乳や豆乳で 割って飲んでもいいですか？

A 絶対に水でお願いします！

水で溶かしてもらうのが基本。ほかのもので割ると、カロリーが上がりやすいからです。水でもおいしく飲めるプロテインも最近は多いので、好みのものをチョイスして。

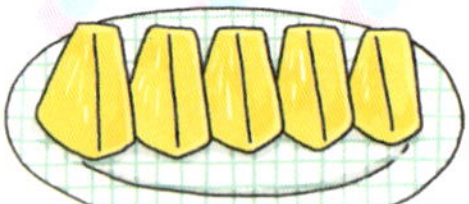

Q3 「ゆるプラン」の朝メニューの パイナップルは、缶詰でもいいですか？

A 缶詰を使う場合は、汁気を完全に切ること！

まるごと買ってきても食べきれないという人は、缶詰でもかまいませんが、缶汁はきっちりと切って食べましょう。栄養成分や手軽さ、保存性を考えると、生や冷凍タイプがダンゼンおすすめです。

Q4 「ゆるプラン」の昼メニューに鮭の塩焼きが1日おきに登場しますが、カロリー低めのほかの魚に変えてもいいですか？

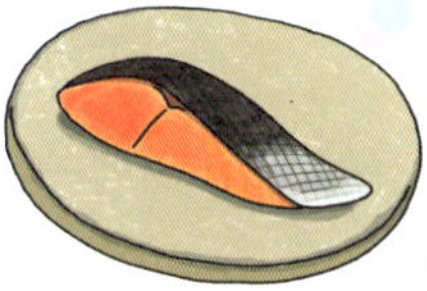

A ここは「鮭」一択で！

掛け算ダイエットは、カロリーだけを考えているのではなく、栄養素の組み合わせで食材を決めています。確かに鮭がよく登場しますが、これは鮭のビタミンD含有量がぶっちぎりで多いから。まずはプラン通り、食べてみてください。

Q5 「ゆるプラン」の夜メニューのサラダは、好きな野菜をどのぐらいの量食べていいんですか？

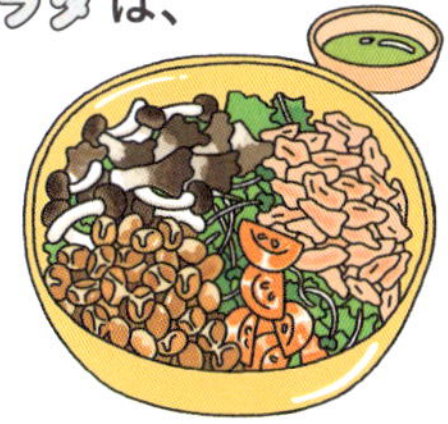

A お腹いっぱいになるまで大丈夫！

夜の食事で空腹感があると、なかなか寝つけなくて睡眠の質が下がり、目的の若返りに逆行することに。そこで、夜は必要な栄養素をとりつつ、カロリーをあまり増やさずに満腹感を得られるサラダをたっぷり食べてください!!

Q6 「ガチプラン」に登場するもち麦ごはんは、普段食べている白米ではダメですか？

A もち麦ごはんには若返り＆やせに必要な栄養素がたっぷり！

もち麦ごはんには、食物繊維が多く含まれます。食物繊維は若返りにもやせにも大きく関わる、腸の健康を保つのに欠かせない栄養素です。用意するのが面倒な人はパックタイプでOKなので、ぜひもち麦ごはんを！

Q7

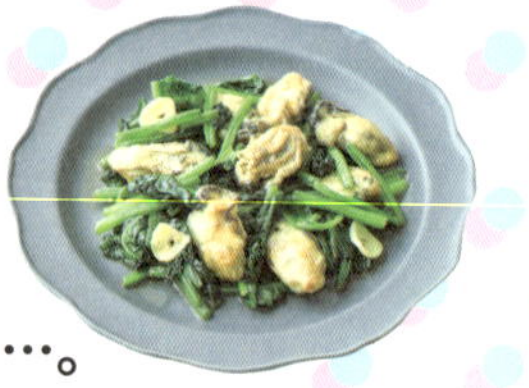

「ガチプラン」の夜メニューに登場する
牡蠣がどうしても苦手なのですが……。

A

牡蠣メニューと同じ**アンチエイジング効果**がある、
牛肩ロースを使ったメニューに！

牡蠣を食べるのは亜鉛をとるのが主な目的。そして、牡蠣は亜鉛の含有量がとても多いです。でもどうしても苦手で食べられないのであれば、牡蠣ほどではないものの亜鉛が豊富な牛肩ロースを使ったメニューにさしかえを。

Q8

桜えびや牡蠣など**高価な**
食材が多く続けられるか
不安なのですが……

A

お腹を満たすための食事ではなく、**やせ＆若返りを**
達成できる食事と考えれば**コスパ最強**！

掛け算ダイエットの食材はジム代やダイエット食品、サプリなどと同じ扱いです。また高価で美味しい食材の方が味わって食べるので少量で満足感がありダイエットの成功率が上がることも。アレンジを読んで2周目からはコスト的に厳しいメニューをスキップするのもひとつの手。

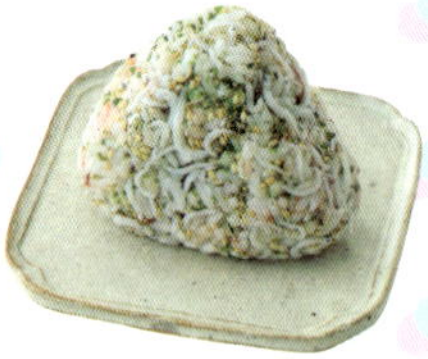

Q9

飲み物をとるときの
おすすめは？

A

掛け算ダイエット挑戦中は、
カロリーゼロのものを！

水分不足はむくみの原因になるので、むしろ、飲むようにしましょう。水、お茶、炭酸水などがおすすめです。コーヒーも1杯2〜3㎉程度なので、ブラックで飲むなら問題ありません。甘いものが飲みたくなったら、0㎉ジュースも可。

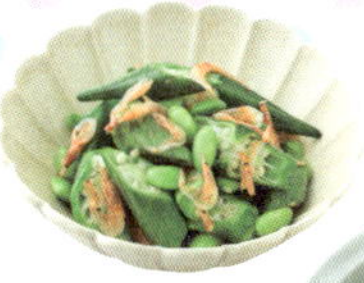

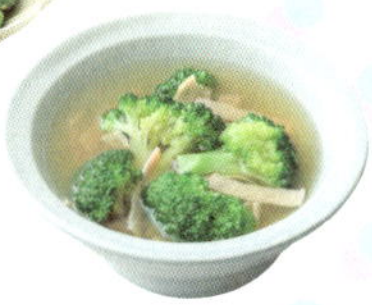

Q10 野菜や果物は冷凍のものを利用してもダイエット効果に変わりはないですか？

A 冷凍でも◎。入手しやすいものを無駄なく使おう！

野菜や果物はフレッシュなものの方がいいと思っている人も多いようですが、技術の進化で冷凍の方が栄養価が高い場合があります。たびたび登場するブロッコリー、かぼちゃ、ほうれん草などは上手に冷凍を活用して！

Q11 日頃から朝ごはんを食べる習慣がなく、どうしても食べられないときにはどうすればいいですか？

A 7日間だけは、がんばって献立通り食べて！

掛け算ダイエットは、1日3食をきっちり食べることで、効果が出るように計算された献立です。そもそも朝食抜きをずっと続けていると太りやすい体質になるので要注意。この機会に食習慣も見直しましょう。

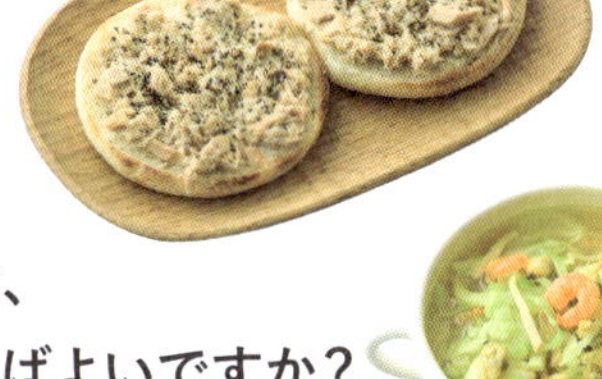

Q12 お腹がいっぱいで食べきれなかった分は、その日のうちに食べればよいですか？

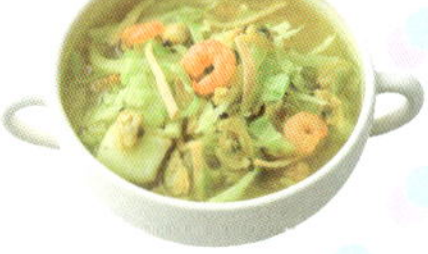

A 確実に効果を出したいなら、1食分はそのときに食べきろう！

「ゆるプラン」も「ガチプラン」も、毎回、献立通りのメニューを完食することで、たった7日間という短い期間で結果がでるプランです。その日の体調にもよりますが、可能な限り、1食分はそのときに食べ切りましょう（アセロラゼリーは除く）。

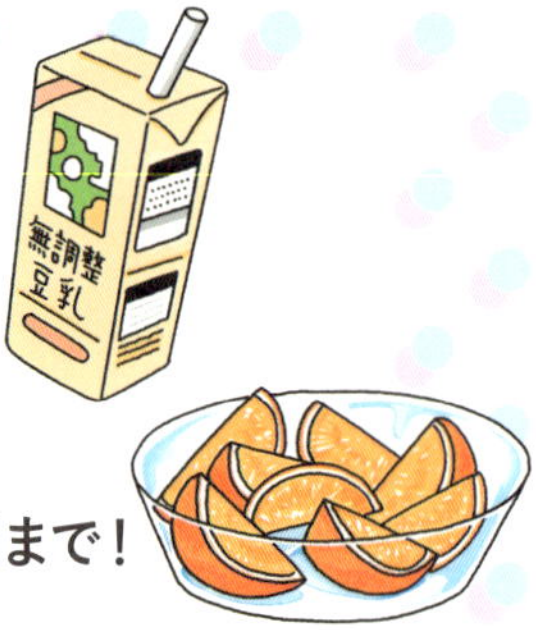

Q13 お腹がすいて間食がとりたくなったときは？

A 100kcal前後で食べたいものを1日1回まで！

おなかが空いてどうしても何か食べたい、元気が出ないときには、100kcal前後のもので1日1回であれば、好きなものを食べてもかまいません。でも、せっかく間食をとるなら、たんぱく質多めのものがおすすめです。

Q14 食べる時間について気をつけた方がいいことはありますか？

A 基本的に気にしなくてOK！

一般的な1日3食の食事時間で大丈夫ですが、「朝食を食べてから2時間後に昼食」では、胃が休まる時間がなく、朝とった栄養素を最大限有効活用できないことに。理想を言えば食事と食事の間は5時間前後です。

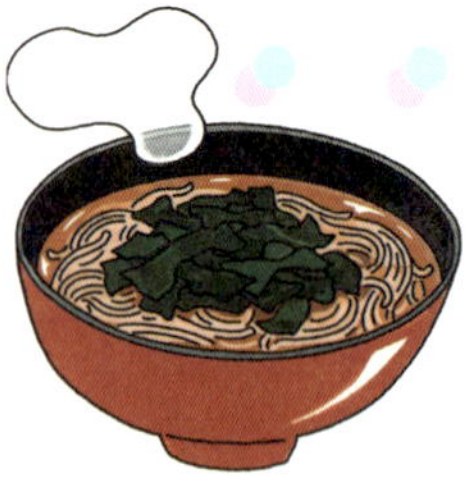

Q15 外食や飲み会などで、7日間の献立通りの食事ができない日があったときは？

A 気にせずに淡々と続けて！

7日間に1日くらいであれば、「1日目からやり直した方がいいのかな？」などと悩まず、翌日からまた献立通りに、1日3食を続けましょう。まずは7日間完走して、自分の体の変化を実感することが大切です。

ブログURL
https://www.body-make.com/blog/kakezan

Q16 日頃から筋トレをしている場合でも、同じ献立でよいですか？

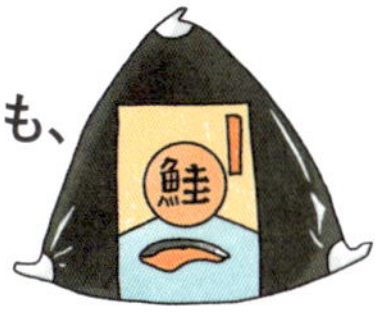

A 筋トレの2時間前におにぎり1個を！

散歩程度の有酸素運動くらいであれば、このままの献立で問題なし。負荷の強い筋トレなど激しい運動をする場合は、筋トレの2時間前におにぎり1個を追加で食べてエネルギーを補給しましょう。

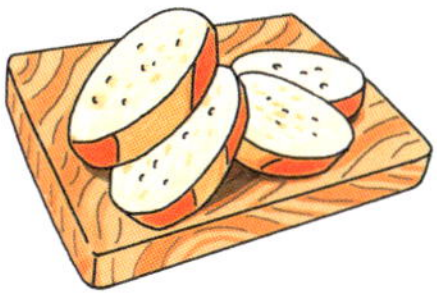

Q17 体重がなかなか減らない、むしろ増えてしまったのですが……。

A 焦らず2〜3週間といった長い目で変化を見よう！

毎日必ず体重が減り続けるダイエットなどありません！　食生活の内容だけでなく、胃腸の状態などにより、順調に体重が減るときもあれば、実際は体脂肪は減っているのに体重が逆に増えてしまうこともあります。焦らずに続けてみてください。

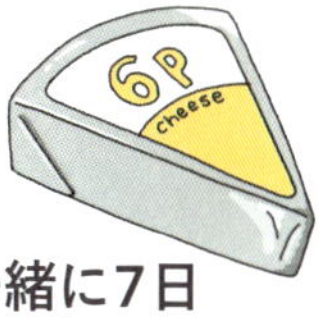

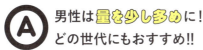

Q18 最近、夫も太り気味なので、夫婦で一緒に7日間の献立にチャレンジしようと思います。男性も全く同じメニューでよい？　対象年齢は？

A 男性は量を少し多めに！どの世代にもおすすめ!!

掛け算ダイエットのプランは女性向けに作られていますが、男性でもOK。ただし、男性の食事としては摂取カロリーが少ないので、全体的に少しずつ量を多めにしましょう。もちろん、どの世代でも効果ありのプランです。

右の僕のブログで他にも疑問に答えているので、参考にしてね。

おわりに

大好評だった『神やせ7日間ダイエット』の進化版、『神やせ掛け算ダイエット』はいかがだったでしょうか?

この本の基盤となっている『神やせ7日間ダイエット』や『もっと!神やせ7日間ダイエット』(いずれもKADOKAWA)のコンセプトは、「書かれている内容を7日間マネするだけでダイエット効果が出る」というものでした。

それをさらに進化させたのが、この『神やせ掛け算ダイエット』です! 今回はなんとやせ効果だけでなく、若返り効果までがっつり追加されています。

「ダイエットをしながら若返り? それも運動なしでできるの?」と思う人もいるかもしれませんが、それを可能にしたのが今回の栄養素の掛け算です。栄養素や食材の組み合わせによって、やせるだけでなく、若々しさも取り戻せる最強の食事法です。

この本はどの世代の女性にも役立つ内容ですが、特に30代以降の女性に読んでほしいと考えています。僕が日々指導していて感じるのは、ほとんどの女性が「やせたいけど、老けて見えるのは嫌だ」ということ。無理なダイエットや、10代・20代向けの方法をそのまま実践すると、どうしても老け感が出てしまいがち。そこで、この本ではその老け感を回避しつつ、さらに若返りながらやせる方法を伝えています。

さて、さっそく結果が出た人、おめでとうございます！　この本をうまく活用して頂けたようで何よりです。本書の内容をダイエットライフに引き続き役立ててくださいね。継続が、美しく健康的な体を維持するための最大のポイントです。

もし結果がすぐには見られなかった人も、安心してください。やせやすさや効果の出方には個人差があるので、少し時間がかかる場合もあります。でも、本書の内容を続けることで、必ず良い方向に進んでいきます。未来の自分のために、ぜひ継続してみてください。結果は必ずついてきます！

最後に、この本は「運動なしでやせる」という内容ですが、もちろん運動を加えるとさらに効果が上がります（笑）。特に筋トレを取り入れると、引き締まった体づくりが加速しますよ！

ぜひ神やせ掛け算ダイエットで、健康的で若々しい体をゲットしてくださいね！

ファイトです！

石本哲郎

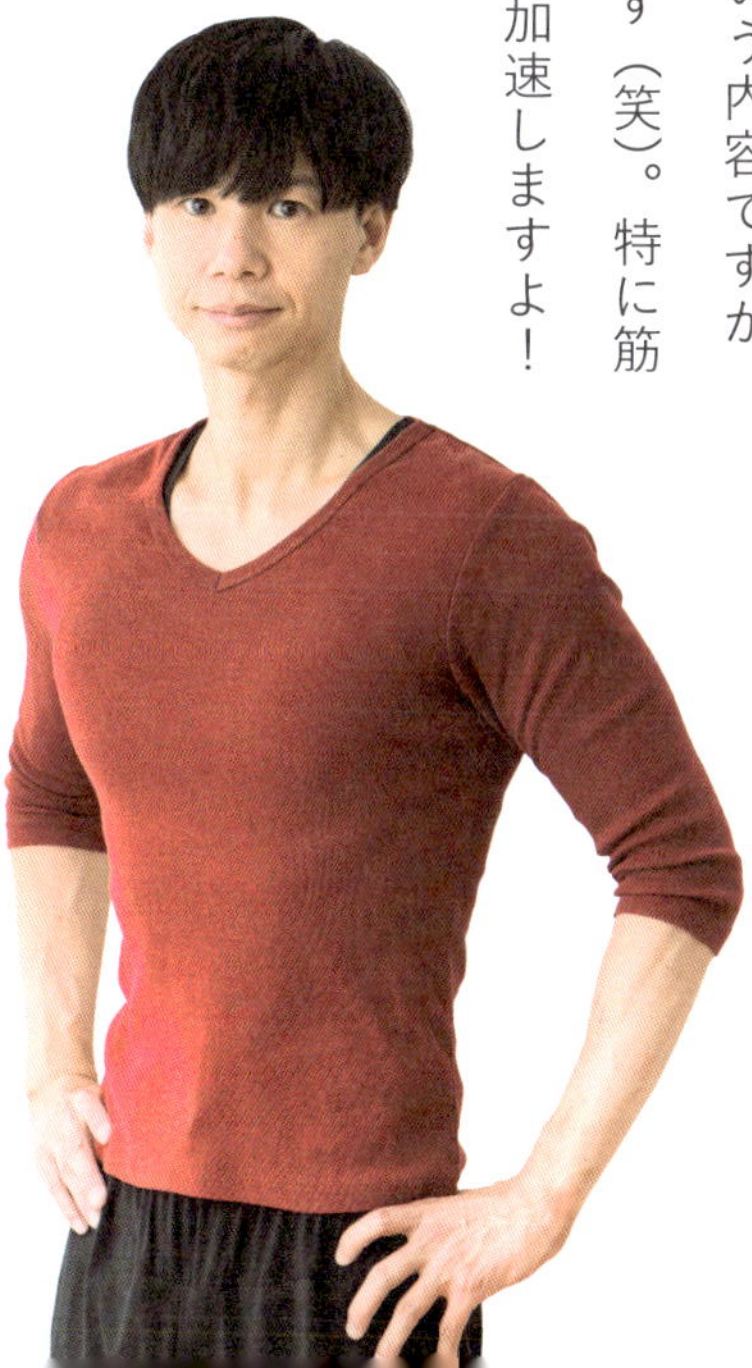

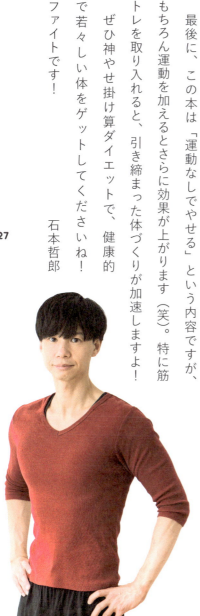

石本哲郎（いしもとてつろう）

女性専門のパーソナルトレーナー。のべ1万人以上の女性を指導し、成功へと導いてきた。女性のダイエットに関わる医学、栄養学、トレーニングメソッドを研究。モデル等ではなく一般女性の指導を最も得意とし、健康的かつきれいに女性の体を変える技術は誰にも負けないという自負がある。著書の『筋トレなし、食べてやせる！ 神やせ7日間ダイエット』（KADOKAWA）を皮切りに、ダイエット成功者が続出した「神やせ」シリーズが大評判に。本書で著書は10冊目となる。

YouTube　@teamishimoto
X　@ishimoto14
Instagram　@ishimoto14
Blog　https://www.body-make.com/blog/
（2024年11月現在）

神《かみ》やせ掛《か》け算《ざん》ダイエット

5kgやせて10歳時《さいとき》を巻《ま》き戻《もど》す食事術《しょくじじゅつ》

2024年12月5日　初版発行

著者／石本《いしもと》　哲郎《てつろう》

発行者／山下　直久

発行／株式会社KADOKAWA
〒102-8177 東京都千代田区富士見2-13-3
電話：0570-002-301（ナビダイヤル）

印刷所／大日本印刷株式会社

製本所／大日本印刷株式会社

本書の無断複製（コピー、スキャン、デジタル化等）並びに
無断複製物の譲渡および配信は、著作権法上での例外を除き禁じられています。
また、本書を代行業者等の第三者に依頼して複製する行為は、
たとえ個人や家庭内での利用であっても一切認められておりません。

●お問い合わせ
https://www.kadokawa.co.jp/（「お問い合わせ」へお進みください）
※内容によっては、お答えできない場合があります。
※サポートは日本国内のみとさせていただきます。
※Japanese text only

定価はカバーに表示してあります。

© Tetsuro Ishimoto 2024　Printed in Japan

ISBN 978-4-04-607238-2　C0077